Natur-Hygiene

ANGELIKA KALUZA

Natur-Hygiene

Viren und Bakterien natürlich entfernen

INHALT

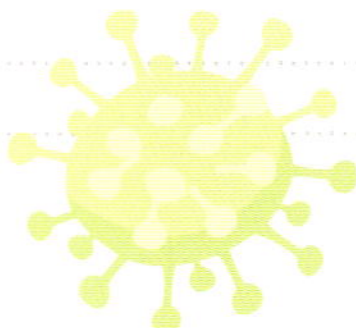

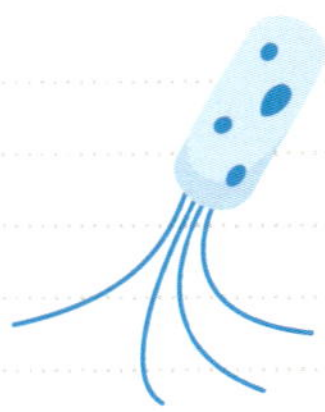

INHALT

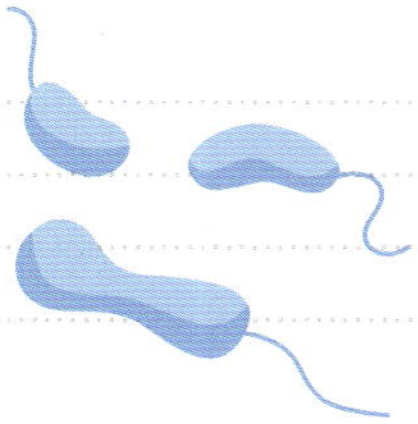

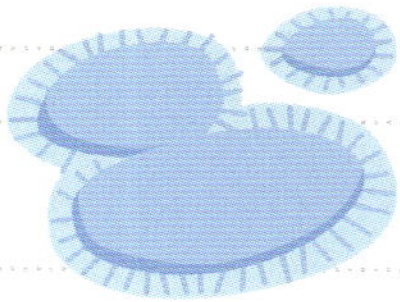

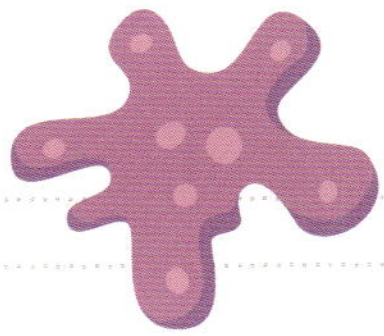

VORWORT

Liebe Leserinnen, liebe Leser,
das Thema Hygiene hat sich durch die aktuellen weltweiten Infektionsgeschehen, zuletzt die Corona-Pandemie, zu einem Thema für jedermann entwickelt. Stetig kommen neue Fragen auf und Experten geben fortwährend neue Empfehlungen für richtiges Verhalten. Dabei sind wir oft mit dem Dilemma konfrontiert, dass Sauberkeit und Hygiene verlangt werden, aber auf aggressive Reinigungs- oder Desinfektionsmittel verzichtet werden soll und das Putzen umweltfreundlich und ohne Nebenwirkungen erfolgen soll. Ist dies überhaupt möglich? Wie viel Hygiene benötigen wir wo und wann besonders?
Dieses Buch verfolgt einen ganz anderen Blick auf Hygiene, nämlich als natürliche Überlebensstrategie des Menschen. Dabei streife ich nur kurz wissenschaftliche Grundlagen der Hygiene. Im Zentrum des Buches stehen praktische Ratschläge, Regeln und Hygiene-Hotspots im Haushalt und unterwegs.

Seit mehr als 30 Jahren unterrichte ich in den Bereichen Ernährung und Hauswirtschaft und war immer gefordert, bewährtes Erfahrungswissen mit den aktuellen wissenschaftlichen Erkenntnissen zusammenzuführen.
Meine persönliche »Hygiene-Story« begann 2014 mit dem Lesen einer Studie zur bakteriziden, also Bakterien abtötenden, Wirkung von essighaltigem Salatdressing bei frischem Salat. Als wir kurze Zeit später auf einer Südafrika-Reise mit der Angst unserer Freunde konfrontiert wurden, die keinen frischen Salat auf Fernreisen aßen, konnte ich dieses Wissen in die Praxis umsetzen. Frische vitaminreiche Rohkost ohne Magen-Darm-Probleme ist bei der Einhaltung bestimmter Regeln auch auf Fernreisen möglich (siehe Regel 9 ab Seite 83).
Die Ernährungswissenschaften haben nicht unwesentlich dazu beigetragen, dass wir heute ein differenzierteres Bild von Mikroorganismen haben. Die zahlreichen Studien zum Mikrobiom (Gesamtheit aller im Darm angesiedelten Mikroorganismen) präsentierten uns schon länger Bakterien als überlebenswichtige

Begleiter unseres Lebens. Mikroorganismen im Darm regen das Immunsystem an und sind wichtige Helfer bei der Bekämpfung von Infektionen. Wir sind also keineswegs immer nur von schädlichen Bakterien umgeben!

Dieses Buch will vor allem praktische Hilfe im Umgang mit Hygieneproblemen im Haushalt leisten. Es kann auch als Nachschlagewerk benutzt werden, einzelne Regeln (Kapitel 2 ab Seite 26) oder Hygiene-Hotspots (Kapitel 3 ab Seite 92) sind getrennt beschrieben und auf den Umschlagsklappen zum schnellen Auffinden illustriert. Mit sparsamen und gezielten Maßnahmen können Sie auch in schwierigen Fällen die für die Gesundheit notwendige Hygiene ohne schlechtes Gewissen leisten. Rezepturen für die Herstellung von Reinigern für unterschiedliche Hygieneansprüche finden Sie in Kapitel 3 ab Seite 98.
Wer mehr zu den wissenschaftlichen Grundlagen der Hygiene lesen möchte, der findet im Anhang (ab Seite 108) eine Liste mit weiterführenden Leseempfehlungen (auf Seite 113).

Eine entsprechende Website – www.Naturhygiene.de – ist in Vorbereitung.

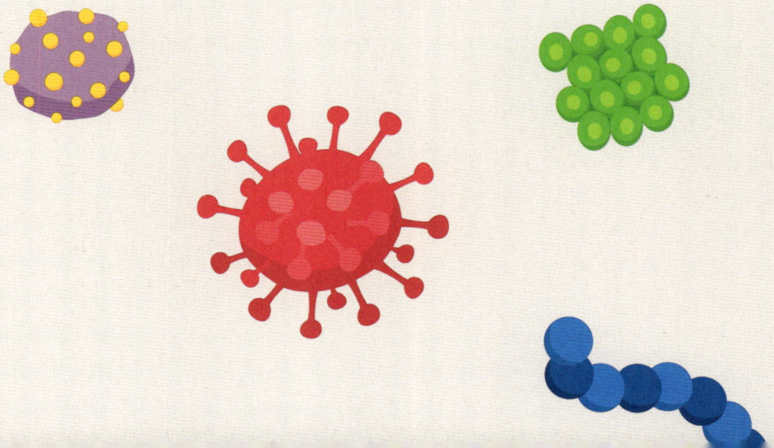

KAPITEL 1
Was bedeutet Natur-Hygiene?

Unter Hygiene verstehen wir alle Strategien und Maßnahmen zum Bewahren oder Fördern unserer Gesundheit und zur Vermeidung von Krankheit. Dabei erreichen wir Hygiene keineswegs allein durch den Einsatz von chemischen, synthetischen Desinfektionsmitteln. Nach übereinstimmender Einschätzung von UBA (Umweltbundesamt), von BfR (Bundesinstitut für Risikobewertung) und des RKI (Robert Koch-Institut) wird der Gebrauch von Desinfektionsmitteln im Privathaushalt als nicht erforderlich angesehen. Diese sollten wir vermeiden, denn sie haben vielfältige negative Auswirkungen auf unsere Gesundheit, auf die Umwelt und ein nachhaltiges Leben.
Natur-Hygiene ist die lebenserhaltende Methode aller Lebewesen, sich gegen mikroskopisch kleine Krankheitserreger zu verteidigen, ihre übermäßige Ausbreitung zu verhindern und dabei eine Umgebung zu schaffen, in der man sich wohlfühlt und gesund bleibt.
In diesem Buch werden Mittel und Methoden vorgestellt, mit denen sich Hygiene auf natürliche Weise, ohne synthetische Chemie erreichen lässt, und wie wir Menschen sie gewinnbringend für unsere Gesundheit und für die Schonung der Umwelt einsetzen können.
Mikroorganismen werden hier auch gleichbedeutend Mikroben genannt, dabei handelt es sich um Bakterien, Pilze, Hefen und Viren. Geht es jedoch um Krankheitserreger, wird in diesem Buch der Begriff »Keim« in seiner ursprünglichen Bedeutung als pathogener, also krank machender, Mikroorganismus verwendet. Keime lösen Infektionen und Allergien aus und durch ihre Gifte entstehen Lebensmittelvergiftungen.

Viele Jahrhunderte lang wurde an den Ursachen von Krankheiten und Seuchen gerätselt, sie wurden als Gottesstrafe angesehen oder bestimmte Menschengruppen oder schlechte Gerüche etc. wurden als Auslöser verantwortlich gemacht. Im 19. Jahrhundert haben dann Louis Pasteur, Robert Koch und andere Wissenschaftler erkannt, dass für die Entstehung von Krankheiten und Verderbprozessen Mikroorganismen verantwortlich sind. Das war eine bahnbrechende Entdeckung und den Forschern gelang es, Gegenmittel wie zum Beispiel Impfungen zu entwickeln. So wurde durch Hygienemaßnahmen wie sauberes Wasser und gut gewaschene Hände beispielsweise die Kindersterblichkeit bei der Geburt drastisch gesenkt.

Ein Leben ohne Mikroben ist nicht möglich!

Am Anfang der Entwicklung auf unserer Erde standen Mikroorganismen wie Bakterien, Pilze, Hefen, Algen, Archaeen (Urbakterien) und Viren, und viele dieser Organismen sind auch heute überlebenswichtig für Umwelt, Tiere und Menschen. Sie haben das Leben erst möglich gemacht und sind entscheidend dafür, dass es menschliches Leben auf der Erde gibt. Mikroorganismen produzieren Stickstoff, den Pflanzen als Nährstoff zum Wachsen benötigen. Unsere Erde braucht Mikroorganismen als Teil wichtiger Kreisläufe, um Schadstoffe abzubauen und Böden mit Nährstoffen anzureichern. Sie waren die ersten Lebewesen, die durch Fotosynthese Sonnenenergie nutzen, dabei Sauerstoff produzieren und die globalen Kreisläufe von Kohlenstoff, Stickstoff, Schwefel und Phosphor ermöglichen. Leben auf der Erde ohne Mikroorganismen ist längerfristig unmöglich. Keimfreiheit, also die Abwesenheit von Mikroben, bedeutet auch für Tiere den sicheren Tod und wir Menschen könnten in keimfreier Umgebung nur befristete Zeit überleben. Mikroben waren lange Zeit die einzigen Lebewesen auf unserem Planeten, lange bevor der Mensch die Erde betrat. Alle Lebewesen haben deshalb gelernt, nicht gegen Mikroben zu leben, sondern symbiotisch, das heißt zu einem gegenseitigen Nutzen, mit ihnen zu existieren.

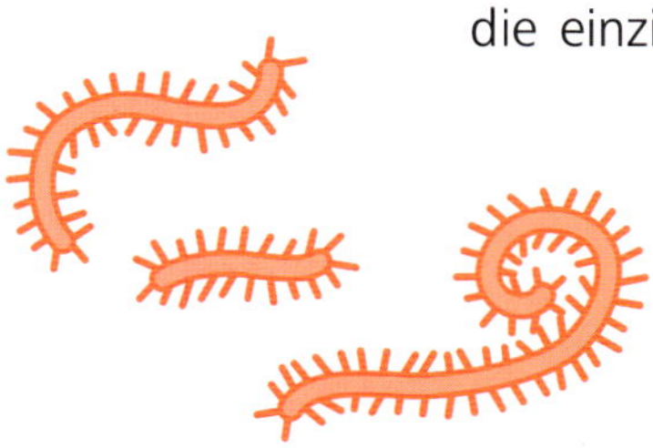

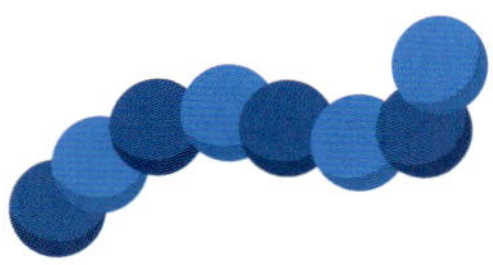

Es gibt viele gute, sehr viele neutrale und einige böse Mikroben!

Menschen haben schon immer in Gruppen zusammengelebt, wir brauchen einander und unterstützen uns gegenseitig als Eltern, LehrerInnen, FreundInnen, Verwandte und gute BeraterInnen. Es gibt aber auch Millionen Menschen, die wir nicht kennen, zu denen wir eine neutrale Beziehung haben. Und dann gibt es tatsächlich einige wenige Menschen, die uns das Leben schwer machen können, uns vielleicht aus Neid, Habgier, Profitgunst sogar böse gesonnen sind.
Ähnlich verhält es sich mit Mikroorganismen. Unser Vorurteil, alle Mikroben seien böse und gefährden unsere Gesundheit, ist falsch und sogar lebensfeindlich. Die allermeisten der beim Menschen bekannten Arten von Mikroben sind keine Krankheitserreger. Unter den Bakterien, Viren und Pilzen sind es nur wenige Arten, die uns infizieren oder die Allergien auslösen können.
Das Beispiel mit den Menschen soll aufzeigen, dass wir die Beziehung zu guten Mikroben pflegen und ausbauen sollten, dass wir mit den Billionen und Aberbillionen von friedlichen Mikroben auf unserer Haut und in unserem Darm neutral koexistieren können und müssen. Denn es gibt in der Natur keinen Raum, der frei von Mikroorganismen ist. Auch wenn wir mit scharfen Mitteln einen Raum reinigen und zum Beispiel den Fußboden »keimfrei« säubern, sind doch in der Luft und auf der Haut der Menschen genügend Mikroben vorhanden, die jetzt diesen Lebensraum neu erobern werden. In wenigen Stunden wird der Fußboden wieder mit Mikroben besiedelt sein.
Wie kann es uns gelingen, den bösen Mikroben aus dem Weg zu gehen und ihre Ausbreitung und Vermehrung zu stoppen? Das Beispiel vom Fußboden zeigt auch, dass wir die Vermehrung guter und neutraler Mikroben fördern müssen, denn dort, wo diese leben und Flächen besiedeln, können sich schädliche Mikroben nicht ansiedeln. Sie werden von ihren guten Artgenossen verdrängt und beseitigt.

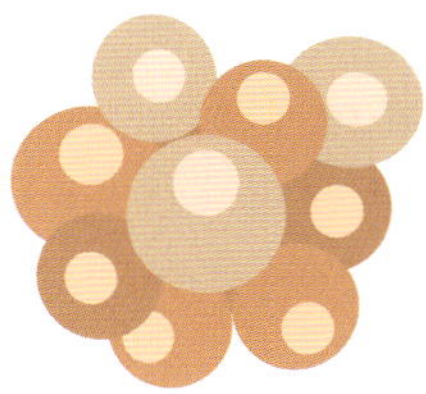

Wie unser Körper Keime abwehrt – unsere Sinne können uns warnen!

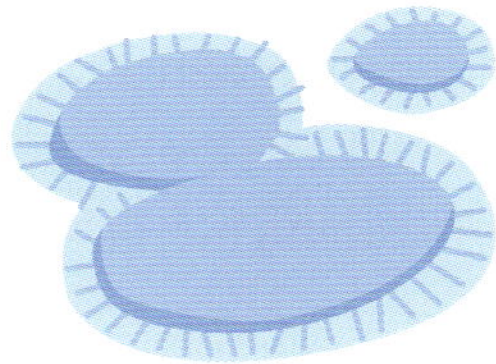

Auf der Suche nach Natur-Hygiene-Methoden beginnen wir mit dem Menschen. Was tut der Mensch, um Krankheitserregern aus dem Weg zu gehen, sie im Zaum zu halten oder sie zu beseitigen? Wie stellen wir fest, dass unsichtbare Mikroben sich in unerwünschter Weise vermehren?
Mikroben selbst kann man nicht sehen, aber eine massige Vermehrung können wir zum Beispiel an einer veränderten Farbe erkennen. Schinken schillert grünlich, Wurst wird klebrig mit weißem Belag und der Geruch ändert sich deutlich. Auf zu lange in feuchter Umgebung gelagertem Brot sehen wir die von Schimmelpilzen erzeugten Pilzfäden wachsen. Schimmel erkennt man auf Lebensmitteln an weißer, grüner oder blauer Verfärbung. Das können wir oft mit unseren Sinnen erkennen.
Wenn eine Speise von großen Mengen Bakterien, Hefen oder Schimmelpilzen befallen ist, ernähren sich die Mikroben von den Inhaltsstoffen, dabei können unangenehme Gerüche entstehen. Auch Farbe und Konsistenz der Lebensmittel ändern sich. Wir Menschen haben ein gutes Erinnerungsvermögen an den Geruch von frischen Lebensmitteln und haben gelernt, Veränderungen hin zu einem unangenehmen Geruch oder veränderten Aussehen von Speisen als Warnsignal zu deuten. Unser Geschmacksempfinden für bitter oder sauer kann vor geschmacklichen Veränderungen verdorbener Lebensmittel warnen. Verdorbene Speisen essen wir schon deshalb nicht, weil es uns davor ekelt. Das schützt uns vor Lebensmittelvergiftungen. Leider können wir uns nicht immer auf unser Alarmsystem verlassen. Bei Speisen aus dem Kühlschrank riecht man wenig, da die Kälte Gerüche unterdrückt. Außerdem gibt es Mikroben, die Giftstoffe absondern, ohne dass wir etwas sehen, schmecken oder riechen können.
Viele verdorbene Lebensmittel erkennen wir auch an ihrer veränderten Konsistenz: Früchte fühlen sich weich und matschig an, Wurst und Fleisch weich und klebrig.
Auch unser Hörsinn hilft uns dabei, Keime aus unserer Umwelt zu meiden, etwa wenn wir hören, dass in unserer Umgebung geniest und gehustet wird. Leider

beherrscht nicht jeder eine gute Nies- und Husten-Etikette und verteilt seine Viren und Bakterien ungehindert in die Umwelt, statt in die Armbeuge oder ein Taschentuch zu niesen oder zu husten. Da hilft nur Abstand halten! Wer schwer erkältet ist, sollte in der Öffentlichkeit einen Mund-Nasen-Schutz tragen, um nicht als lebende Keimschleuder herumzulaufen – in asiatischen Ländern eine selbstverständliche und weitverbreitete freundliche Geste an die Mitmenschen.
Unsere Sinne können uns also vor keimbelasteten Lebensmitteln warnen, wenn Keime hier bereits eine strukturelle Veränderung hervorgerufen haben. Da ein Keimbefall nicht immer gleich Spuren erzeugt, sind unsere Sinne auch leider kein ganz zuverlässiger Schutz. So schützen sie uns auch nicht vor Keimen, die sich auf Geländern, Türgriffen etc. befinden können, denn hier können wir sie nicht sehen. Da müssen wir andere Vorsichtsmaßnahmen ergreifen – zum Beispiel eine gute Handhygiene!

Schutz durch den Säureschutzmantel der Haut und feuchte Schleimhäute

Wenn wir uns von Keimen nicht distanzieren können, dann können sie über Haut und Schleimhäute der Körperöffnungen wie Mund und Nase in unseren Körper gelangen. Gesunde Haut mit einem intakten Säureschutzmantel, also einer mehrschichtigen Hautbarriere gegen Schmutz und Keime (mehr hierzu siehe unter Regel 2 auf den Seiten 35 bis 37), und gut befeuchtete Schleimhäute sind wichtige Schutzmechanismen, um das Eindringen von Keimen zu verhindern.
Die Mandeln, auch Tonsillen genannt, sind unsere Wächter im Nasen-Rachen-Raum. Sie enthalten Leukozyten, weiße Blutkörperchen, die dafür sorgen, dass die mit der Luft oder Nahrung eindringenden Keime unschädlich gemacht werden und sich nicht ausbreiten können. Flimmerhärchen der Atemwege transportieren Fremdstoffe, Pollen und Keime durch Niesen und Husten wieder nach außen.

Die Magensäure und der niedrige pH-Wert im Magen

Der nächste Schutzwall unseres Körpers ist der Magen mit seiner Fähigkeit, enzymreichen Magensaft herzustellen. In Abhängigkeit von der Nahrungsaufnahme gibt die Magenschleimhaut Salzsäure ab, sodass der Magensaft einen stark sauren pH-Wert von 1 bis 1,5 erreicht. Aufgabe der Salzsäure ist das Abtöten von schädlichen Mikroorganismen, die Aktivierung von Enzymen und die Vorverdauung von Eiweißen. Besonders rohe Lebensmittel können mit Keimen belastet sein. Dann wirkt die Säure des Magens und reduziert die Keimbelastung. Warum kommt es aber dennoch immer wieder zu Magen-Darm-Infekten? Die Ursachen hierfür sind vielfältig. Die Hauptursache ist Keimverschleppung bei der Speisenzubereitung (siehe die Regeln 4 und 5 ab den Seiten 50 und 58). Außerdem nimmt jeder sechste Erwachsene Medikamente ein, die die Produktion von Magensäure hemmen, um damit Sodbrennen zu mildern. Dadurch entsteht ein deutlich höheres Risiko, dass zu wenig unerwünschte Keime im Magen unschädlich gemacht werden, da der Säuregehalt des Magens zu gering ist. Wenn wir also unbemerkt verdorbene Speisen mit besonders hoher Keimanzahl zu uns nehmen oder Keime extrem aggressiv sind, sodass bereits eine geringe Anzahl an Keimen ausreicht, kann unser körpereigener Schutzwall versagen. Letzteres ist zum Beispiel bei Noroviren der Fall. Hier genügen schon wenige Viren, um Brechdurchfall auszulösen.

Das Darm-Mikrobiom als Trainingszentrum unseres Immunsystems

Gelangen nun dennoch Keime in den Körper und überstehen den sauren Magensaft, dann werden sie im Darm bekämpft oder im weiteren Wachstum gehemmt und später ausgeschieden. Der größte Teil unserer körpereigenen Abwehr liegt im Darm, denn etwa 80 Prozent aller Immunzellen des Körpers sind im Darm angesiedelt. Unser Immunsystem funktioniert am besten, wenn unser Mikrobiom (früher Darmflora) vielfältig und intakt ist. Dann baut es Giftstoffe ab, aktiviert unser Immunsystem und trainiert es, um zwischen guten und gefährlichen Keimen zu unterscheiden.

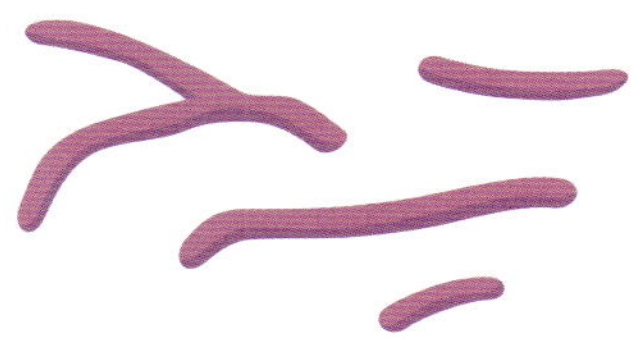

Hitze ist eine sehr effektive Hygienemaßnahme

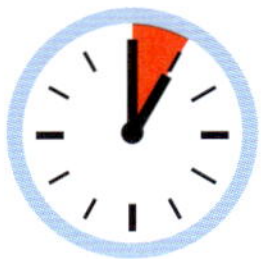

Aggressiven Keimen kann es trotz Säureschutzmantel, Flimmerhärchen und Magensäure gelingen, die körpereigenen Schutzbarrieren zu überlisten und unseren Körper zu befallen. Wir reagieren dann zum Beispiel mit der Erhöhung der Körpertemperatur und bekommen Fieber, um damit die Krankheitserreger zu bekämpfen.

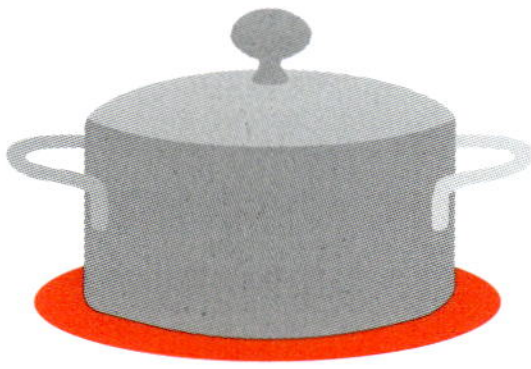

Die Beherrschung des Feuers und die Beseitigung von Keimen auf Lebensmitteln durch Erhitzen beziehungsweise Kochen ist eine der wichtigsten Natur-Hygiene-Errungenschaften der Menschheit. Leider hat sie aber auch einen großen Nachteil: Einige der in rohen Lebensmitteln enthaltenen Vitalstoffe, wie Vitamine und sekundäre Pflanzenstoffe, werden durch Hitze geschädigt.

Das Immunsystem

Auf der Haut, den Schleimhäuten und im Darm wachen spezielle Zellen des Immunsystems über unsere Gesundheit. Man unterscheidet das angeborene (unspezifische) und das erworbene (spezifische) Immunsystem. Gelangen Keime in den Körper, schickt als schnelle Reaktion das angeborene und breit wirkende Immunsystem Immunzellen wie Fresszellen los, um die Eindringlinge zu beseitigen, unterstützt von bakterienabtötenden Substanzen.
Wenn es nicht gelingt, die eingedrungenen Erreger zu bekämpfen, übernimmt das im Laufe des Lebens erworbene (spezifische) Immunsystem. Dies geht nicht so schnell, denn es muss den Erreger erst einmal erkennen, bevor es passgenaue Immunzellen für den jeweiligen Keim entwickeln kann und diesen dann unschädlich macht. Ein Vorteil ist, dass sich die spezifische Abwehr Eindringlinge merken kann und bei erneutem Kontakt schneller reagiert. So ist auch der Wirkmechanismus einer Impfung. Der Impfstoff ist in der Regel ein abgeschwächter Krankheitserreger, der unser Immunsystem herausfordert, um eine oft dauerhafte Immunabwehr zu entwickeln.

Natur-Hygiene des Menschen im Überblick

Können wir die körpereigenen Maßnahmen auch für unsere Hygiene im Haushalt nutzen? Vieles tun wir schon ganz unbewusst richtig: Wir meiden instinktiv Verschmutzungen und üble Gerüche und haben eine erlernte Neigung zu Sauberkeit und angenehmer Frische. Wir beseitigen und distanzieren uns von vermuteten Keimen und können Hitze und Trockenheit dazu nutzen, um für hygienische Sauberkeit zu sorgen. Durch Kochen, Backen, Dünsten und Braten machen wir unser Essen keimarm, dabei wird es auch geschmacklich vielseitiger und leichter bekömmlich. Wir können mit organischen Säuren den pH-Wert absenken und mit einer essighaltigen Vinaigrette Keime im Salat reduzieren. Wir haben sogar gelernt, Mikroorganismen gezielt einzusetzen, um Lebensmittel haltbar zu machen und ihnen einen neuen, interessanten Geschmack zu geben. Beispiele hierfür sind frisches Sauerkraut, Käse, Kefir und Joghurt.

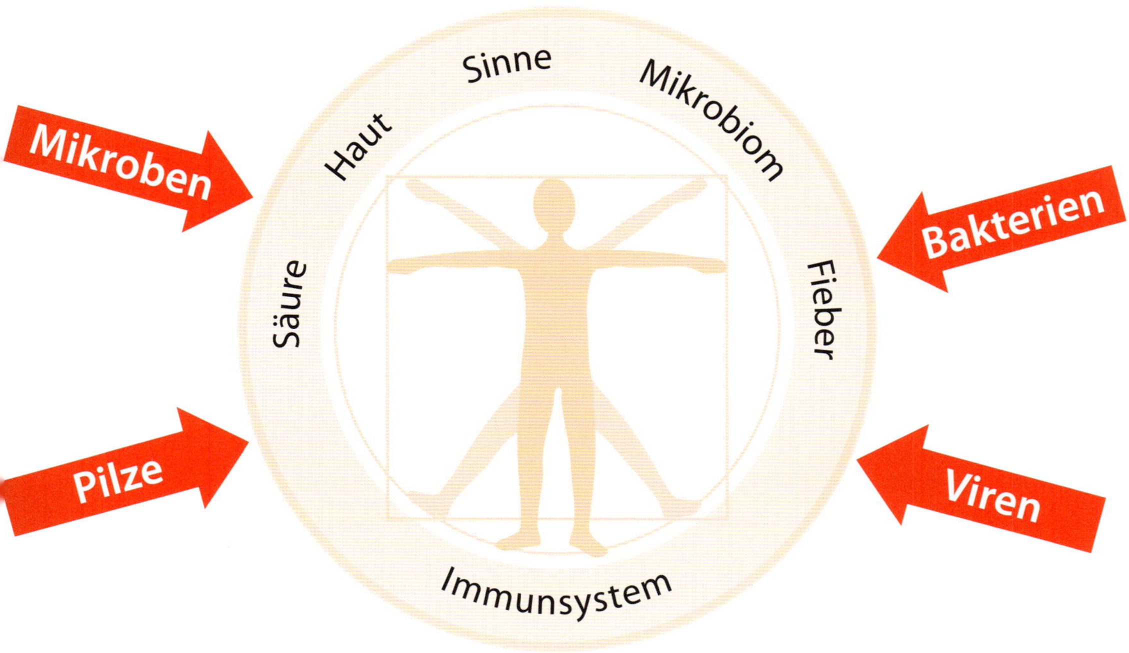

Wie der Körper Keime abwehrt

Körpereigene Hygiene	Wirkung durch …
Geruchs-, Tast- und Sehsinn	Beseitigen und Distanzieren
Haut	Säureschutzmantel der Haut um pH-Wert 5
Schleimhäute	Flimmerhaare der Schleimhäute
Magen	Säure mit pH-Wert um 1 bis 1,5
Darm-Mikrobiom	Besiedelung mit guten Mikroorganismen
Fieber	Temperaturerhöhung (bis um 40 Grad Celsius)
Immunsystem	Unspezifische Immunzellen wie Fresszellen, spezifische Abwehr, Impfung

Wie viel Hygiene sollte es sein?

Wir wissen bereits, dass es auf der Welt keinen Raum gibt, der nicht von Milliarden Mikroorganismen besiedelt ist. Auch wenn wir sie mit aggressiver Desinfektion verdrängen, werden die überlebenden Mikroben sofort damit beginnen, diesen freien Raum wieder zu besiedeln. Ein gutes Mikrobiom-Raumklima schützt uns davor, dass ungebetene Keime sich breitmachen, denn der Raum ist mit gewohnten Mikroben schon besetzt.

Eigentlich wollen wir ja nur die bösen Keime erwischen, doch da wir sie nicht sehen können, müssen wir pauschal gegen alle vorgehen. Bei der häuslichen Hygiene geht es immer nur um eine Keimreduzierung.

Sauberkeit erreichen wir durch regelmäßiges Putzen mit Staublappen, Wischtüchern, Staubsauger, Besen, Bürsten und Wasser. Wasser, auch ohne chemische Zusätze, ist ein effektives Reinigungsmittel. Mit (heißem) Wasser können mechanisch Mikroorganismen um etwa 90 Prozent wirksam reduziert werden. Diese Reinigung reicht bei leichten Verschmutzungen bereits aus und sie lässt genügend neutrale Mikroorganismen am Leben, damit diese den Wohnraum wieder neu besiedeln können. Üblicherweise reinigen wir Decken oder Wände nicht, da wir dort zu Recht keine Keime vermuten. Dort wohnen auch die Mikroben, an die wir gewöhnt sind, die zu unserem guten Wohn-Mikrobiom gehören und die als Erstes den gesäuberten Raum wieder besiedeln sollen. Wir leben in guter Harmonie mit unserem Wohn-Mikrobiom, das uns auch vor aggressiven Keimen schützt.

Hygienische Sauberkeit wollen wir nur an wenigen kritischen Stellen im Haushalt erreichen, an denen wir Krankheitserreger vermuten. Dann soll die Keimreduktion deutlich größer sein, damit »böse« Keime gegenüber unseren guten Wohn-Mikroben in die Minderheit geraten. An diesen Stellen sollen bis zu 99,9 Prozent aller Mikroorganismen beseitigt werden.

Besonders wichtig ist Hygiene immer dort, wo schutzbedürftige Personen im Haushalt leben. Das sind kleine Kinder, Alte, Schwangere und immungeschwächte Menschen, die im Folgenden »KASIs« oder Personen der KASI-Gruppe genannt werden.

Wenn in unserem Haushalt also KASIs leben oder wir eine besonders hohe Keimbelastung durch akute Infektionskrankheiten erwarten, dann und nur dann ist **Desinfektion** an kritischen Stellen (Hotspots) notwendig. Desinfektion bedeutet, dass die Anzahl der Keime unter die »infektiöse Dosis« reduziert wird, sodass die wenigen überlebenden Keime keinen Schaden mehr anrichten können. Dieser höchste Hygienestandard (außer Sterilisation) ist die sogenannte Log-5-Krankenhaushygiene mit einer Keimreduktion von 99,999 Prozent.

Wenn eine Fläche eine Million Mikroben aufweist, dann führt normales Putzen mit einer Reduzierung um 90 Prozent dazu, dass etwa 100 000 Keime überleben.

Werden 99,9 Prozent aller Keime getötet, dann überleben 1000 Keime, das entspricht hygienischer Sauberkeit. Für Desinfektion brauchen wir eine Reduzierung um 99,999 Prozent, dann überleben von der ursprünglichen Millionenschar nur noch 10 Mikroorganismen. Beim Sterilisieren werden alle lebenden Mikroben einschließlich ihrer Ruhestadien (Sporen) beseitigt. Dort leben dann keinerlei Mikroorganismen mehr, dies ist jedoch nur in medizinischen Bereichen erforderlich und im Privathaushalt höchstens beim Einkochen von Obst oder Gemüse erwünscht.

Veranschaulichung von Keimreduktion durch Hygienemaßnahmen

Es ist ungesund, sein gesamtes Haus zu desinfizieren, denn dann werden auch fast alle guten Wohn-Mikroben ausgerottet. Bei der sofort einsetzenden Neubesiedelung ist die Gefahr besonders groß, dass aggressive Keime überlebt haben und sich jetzt am schnellsten ausbreiten.

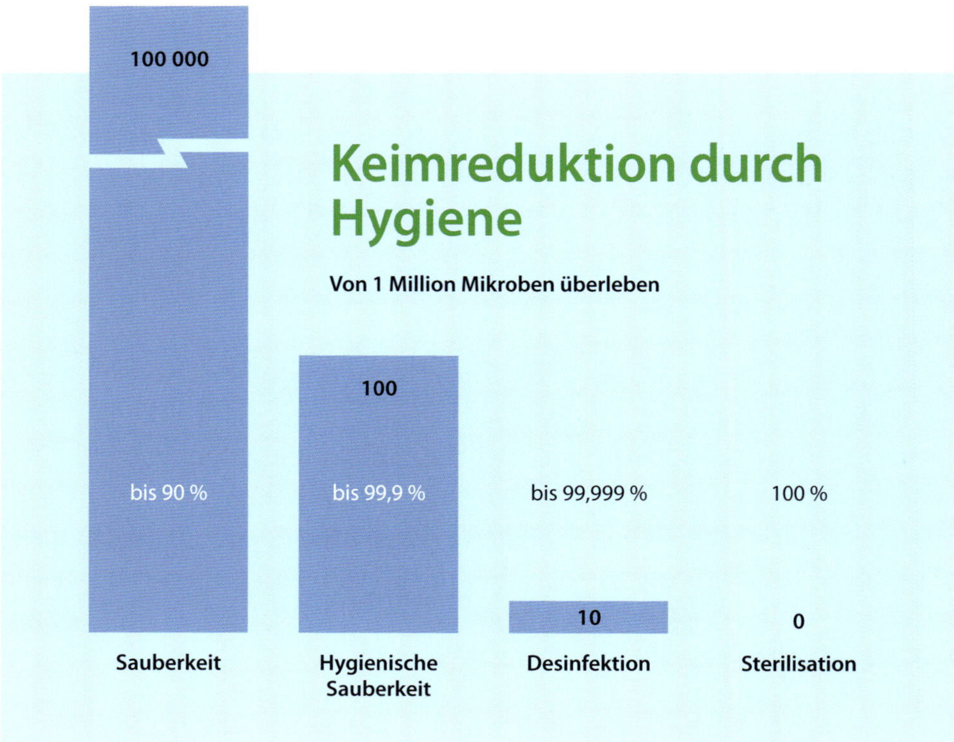

Verzichtet man andererseits bei einer stark mit Keimen belasteten Stelle auf eine gründliche Reinigung, dann kann man durch den Einsatz von zu wenig Desinfektionsmittel multiresistente Keime züchten, da die aggressivsten Keime überleben können und resistent gegen das Mittel werden. Dies ist zum Beispiel im Krankenhaus ein großes Problem. Wenn Sie sich zur Desinfektion mit einem Mittel entschließen, dann dürfen Sie nicht unterdosieren, sondern der »Schuss« muss sitzen.

Wir wollen im nächsten Kapitel die Wirkmechanismen der Natur-Hygiene …

- Schmutz beseitigen,
- von Keimen distanzieren,
- organische Säuren,
- Hitze,
- antimikrobielle Wirkstoffe

… an den bestehenden Regeln richtiger Hygiene anwenden und prüfen, ob es möglich ist, auch bei schwierigen Aufgaben oder Hygiene-Hotspots auf synthetische Chemie zu verzichten.

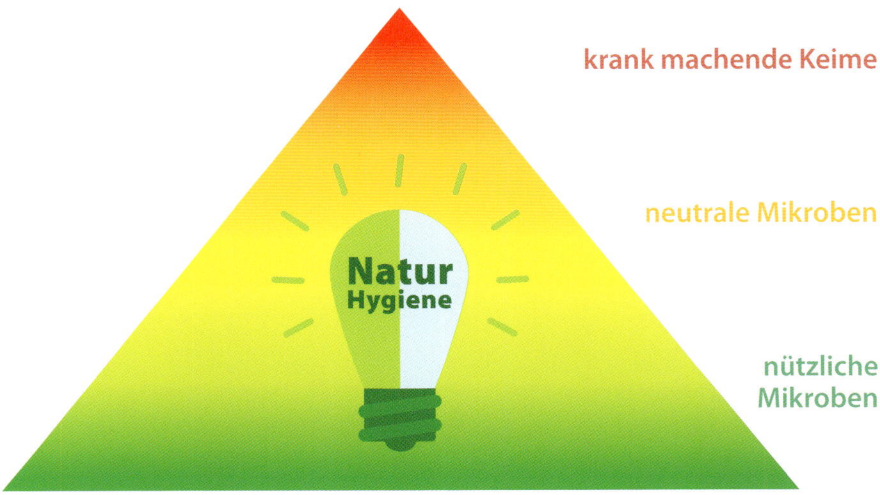

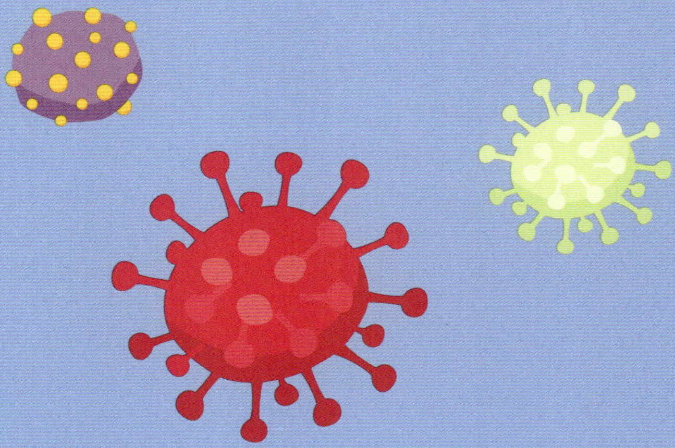

KAPITEL 2
Zehn Regeln der Natur-Hygiene

Wir haben im letzten Kapitel aufgezeigt, dass der Mensch seit Jahrtausenden Hygiene betreibt und dass Hygiene für ein gesundes und vitales Leben notwendig ist. Einige wenige Mikroorganismen, die Keime, sind für den Menschen gefährlich, denn sie können uns mit Krankheiten infizieren, Lebensmittelvergiftungen und Allergien auslösen. Wir wollen die Gefahr von Krankheitserregern, die Seuchen und Pandemien auslösen, nicht kleinreden. Aber wir haben auch gelernt, dass die Natur-Hygiene des Menschen nicht flächendeckend, aggressiv und toxisch, sondern gezielt, angemessen wirksam und schonend zu den lebenswichtigen Mikroben auf der Haut, im Darm und in unserer Umgebung sein sollte.
Wenn der Mensch trotz Pest und Spanischer Grippe Jahrtausende mit diesen Mitteln und Methoden überlebt hat, dann wissen wir, dass echte Hygiene auch auf natürliche Weise möglich ist: **Hygiene pur – mit der Kraft der Natur.**

Wie kommen krank machende Keime in den Haushalt?

- rohe, tierische Lebensmittel wie Fleisch, Geflügel, Fisch, Eier
- pflanzliche Lebensmittel wie Obst, Salate, Gemüse, Kräuter, Sprossen
- kranke Familienmitglieder, insbesondere infizierte Personen
- Haustiere, Schadnager, Insekten
- schmutzige Kleidung und Schuhe, die im Haus getragen werden

Was lösen krank machende Keime aus?

Krank machende Keime können eine **Infektion** auslösen, wenn sie über die Schleimhäute von Mund, Nase oder Augen, aber auch den Genitalbereich (Harnwegsinfekt, Scheideninfektion) in unseren Körper hineingelangen. Findet unser Immunsystem nicht schnell eine Immunantwort, dann gelingt es den Keimen, sich ausreichend zu vermehren, und sie lösen Krankheitssymptome aus und zerstören Körperzellen.

Vermehren sich bakterielle Keime auf einer Speise, dann produzieren sie Giftstoffe, sogenannte Toxine. Nehmen wir diese unbemerkt auf, so werden wir von den Toxinen krank und leiden an einer **Lebensmittelvergiftung**, die sich in Brechdurchfall äußern kann.

Toxine von Schimmelpilzen können krebserregend wirken sowie Leber- und Nierenschäden auslösen. Verschimmelte Lebensmittel, auch erkennbar an dem weißen, grünen, blauen oder auch schwarzen »Pilzflaum«, sollten wir in jedem Fall meiden! Ein weiterer Grund, sich vor Schimmelpilzen in Acht zu nehmen, ist deren **Allergie** auslösende Wirkung. Schimmelpilze können Sporen bilden, die wie Pollen herumfliegen und bei ausreichender Menge und entsprechender Empfindlichkeit allergische Reaktionen auslösen.

Dem Bundesinstitut für Risikobewertung werden jedes Jahr etwa 200 000 Erkrankungen gemeldet, die durch Mikroorganismen auf Lebensmitteln und durch unbedachten Umgang in der Küche verursacht werden. Die Dunkelziffer liegt sogar noch höher. Keime gelangen zum Beispiel über Schmierinfektionen mit der Hand auf Lebensmittel und dann in den Mund und den Magen-Darm-Trakt. Meistens treten Magenkrämpfe, Durchfall und/oder Erbrechen auf. Diese Symptome heilen normalerweise wieder von selbst aus. Für Personen der KASI-Gruppe oder mit Vorerkrankungen besteht jedoch die Gefahr für einen sehr schweren Krankheitsverlauf.

Durch den richtigen Umgang mit Lebensmitteln und durch strenge Hygienemaßnahmen in der Küche könnten diese Infektionen fast alle verhindert werden. Aber es ist schwer vorstellbar, wie Hygiene auf Lebensmitteln erreicht werden soll. Wir werden uns bei den Regeln 4 und 5 (siehe auf den Seiten 50 bis 67) ganz ausführlich mit diesem Problem beschäftigen.

Regel 1: Mikroorganismen – unsere allgegenwärtigen und lebenswichtigen Begleiter pflegen, aber Keime beseitigen

Die Vorstellung, dass all unsere Kontaktflächen zur Außenwelt – Haut, Schleimhäute von Mund, Nase, Darm, Genitalien – wie ein Rasenteppich mit Mikroben besiedelt sind, ist erst einmal befremdlich und schwer vorstellbar. Zu tief sitzt in unserer Vorstellungswelt das Bild der Mikrobe als Krankheitserreger. Doch ein intakter, unversehrter Mikrobenteppich auf der Haut und im Darm ist überlebenswichtig. Fremdkeime können sich dann nicht einnisten und werden abgewehrt. Wenn wir beim Händewaschen diesen Mikrobenteppich zum Teil zerstören, dann beginnt sofort die Zellteilung, und der Schutzteppich wird schnell wieder besiedelt. Dabei ist die Mikrobenbesiedlung jedes Menschen sehr unterschiedlich und variiert sogar von der einen zur anderen Hand. Der Antrieb des Menschen, Mikroben als Krankheitserreger komplett zu beseitigen, ist schädlich, ungesund und längst überholt. Wir würden den für unser Überleben notwendigen Mikrobenteppich bewusst zerstören und wären damit den Angriffen von Fremdmikroben hilflos ausgeliefert.

Das Mikrobiom – eine ganz besondere Wohngemeinschaft

Im Laufe der menschlichen Entwicklung sind Mensch und Mikroben eine Symbiose eingegangen – eine für alle vorteilhafte Beziehung. Der Mikrobiologe Prof. Markus Egert nennt das menschliche Mikrobiom auch »Freunde fürs Leben«. Unter Mikrobiom versteht man die Gesamtheit aller Bakterien, Archaeen (Urbakterien), Pilze und Viren, die die gesamte Erde besiedeln.

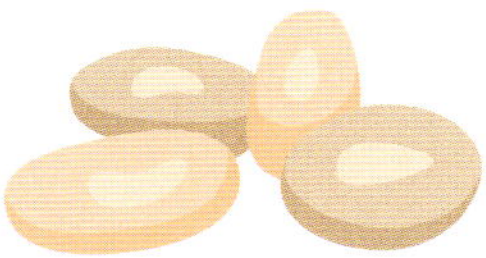

Am bekanntesten hat sich das Bild der Mikroorganismen als »Freunde« bei den Darmbakterien (= Mikro-

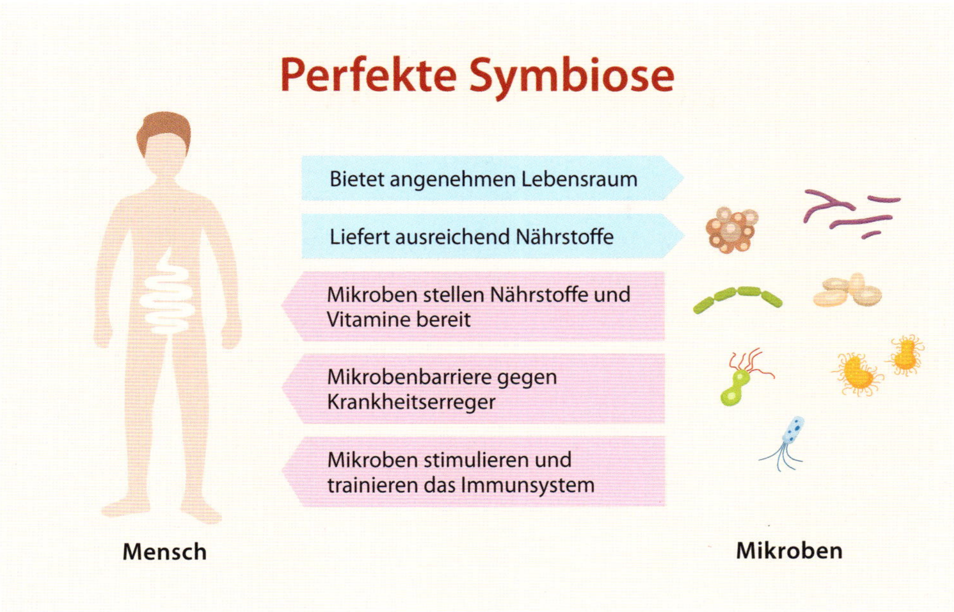

biom) entwickelt. Sie bilden eine wichtige Darmbarriere und verhindern, dass sich Krankheitserreger, die sich bis zum Darm vorgearbeitet haben, dort ansiedeln und ausbreiten. Eine intakte Darmbesiedlung (früher Darmflora) hilft uns beim Verdauen, sie bauen die für uns unverdaulichen Ballaststoffe ab, ernähren sich selbst hiervon und liefern uns dabei auch noch Nährstoffe wie zum Beispiel kurzkettige Fettsäuren, Vitamin K und Vitamine der B-Gruppe. Das Mikrobiom im Darm unterstützt und trainiert unser Immunsystem, regt die Produktion von Immunzellen an und kann krebsfördernde Substanzen abbauen. Neuere Studien geben Hinweise darauf, dass Veränderungen im Mikrobiom mit Erkrankungen wie Asthma, Allergien, Reizdarmsyndrom, chronisch-entzündlichen Darmerkrankungen, Diabetes sowie psychischen Erkrankungen wie Depression und anderen mehr einhergehen. Das Mikrobiom ist mit seiner Vielzahl an Bakterien, Viren, Pilzen, Hefen und Archaeen (Urbakterien) mit einer Masse bis zu zwei Kilogramm so individuell wie unser Fingerabdruck.

Der Antrieb – aus Angst vor Infektionen –, keimfreie Zonen mit aggressiven und toxischen Desinfektionsmitteln zu schaffen, schadet nicht nur uns selbst, sondern auch unseren Mitmenschen und der Umwelt. Denn »toxisch« bedeutet »todbringend«, auch für die Bakterien, die wir in unserer Umwelt dringend brauchen, um Schadstoffe zu recyceln, zum Beispiel in den Kläranlagen oder im Humus des Bodens.

Wenn wir unseren Mikrobenteppich als Schutzschild ansehen, dann müssen wir, neben der Keimabwehr, auch die Förderung und Pflege unseres Mikrobioms, der Haut (siehe bei Regel 2 ab Seite 35) und des Darms betreiben.

Was können wir tun, um positive Mikroben im Darm zu fördern?

Glückliche und satte Darmbakterien in einer großen Artenvielfalt tragen maßgeblich zu unserer Gesundheit und unserem Wohlbefinden bei!

Die Lieblingsspeise der guten Darmbakterien sind präbiotische Pflanzenstoffe – das sind für den Menschen unverdauliche Ballaststoffe, wie Pflanzenfasern. Man unterscheidet unlösliche und quellfähige, wasserlösliche Ballaststoffe wie zum Beispiel Pektin in Äpfeln. Vor allem diese löslichen Ballaststoffe sind eine gute Nahrungsquelle für die Darmbakterien. **Präbiotika** sind beispielsweise Inulin und Oligofruktose (Mehrfachzucker) in Vollkornprodukten, Gemüse, Hülsenfrüchten (Linsen, Bohnen, Erbsen …) und Obst. Sie regen vor allem die gewünschten Darmbakterien-Arten, wie Laktobazillen (Milchsäurebakterien) und Bifidobakterien, an, sich zu vermehren und zu wachsen. Besonders viel lösliche Ballaststoffe sind enthalten in Leinsamen, Flohsamen (Wegerich-Gewächs), Weizen, Roggen, Linsen, Erbsen, Bohnen, Kohlarten, Brokkoli, Spargel, Schwarzwurzeln, Möhren, Orangen, Äpfeln, Birnen, Lauch, Zwiebeln, Pastinaken, Topinambur, Artischocken oder Chicorée.

PRÄBIOTIKA
unverdauliche Pflanzenfasern, die Wachstum und Aktivität der Mikroben im Dickdarm fördern

PROBIOTIKA
Mikroorganismen wie Milchsäurebakterien und Hefen, zum Beispiel in Joghurt und Sauerkraut

Probiotika sind nützliche, gesundheitsfördernde Mikroorganismen, die von Natur aus, beginnend mit der Geburt, in unserem Darm leben. Das sind neben vielen anderen Bakterienstämmen beispielsweise Milchsäure- und Bifidobakterien. Milchsäurebakterien werden auch bei der Lebensmittelproduktion genutzt. So helfen sie bei der Herstellung von Sauermilchprodukten wie Kefir oder Joghurt und sind auch darin enthalten. Es gibt diverse förderliche Stämme – zu den bekannteren zählen Lactobacillus acidophilus und Lactobacillus casei (LC). Auch rohes Sauerkraut, milchsauer vergorenes Gemüse, Kimchi (fermentierter koreanischer Chinakohl), frisches Kombucha (fermentiertes Teegetränk) und naturtrüber, unerhitzter Apfelessig liefern wertvolle probiotische Kulturen. Damit probiotische Mikroorganismen noch wirksam mit der Nahrung in den Darm gelangen können, müssen sie widerstandsfähig genug sein, den sauren Magenbereich zu überstehen. Im Lebensmittelhandel werden speziell mit Probiotika angereicherte Joghurts etc. angeboten. Die Wirkung solcher »probiotischen« Lebensmittel ist wissenschaftlich jedoch nicht ausreichend belegt, man sollte sich also nicht nur auf solche Produkte verlassen.
Wir sollten nicht einzelne Bakterien bekämpfen, sondern unser Mikrobiom als Ganzes unterstützen, damit es unseren Körper gegen eine zunehmende Überzahl einzelner pathogener Keimarten schützen kann. Antibiotika sind aus diesem Grund sehr achtsam zu verwenden! Wie jedes Medikament sollten Sie diese genau nach Anweisung des Arztes oder Ihrer Ärztin einnehmen. Beachten Sie dabei genau die vorgeschriebene Dosierung und Einnahmedauer, um Resistenzbildungen zu vermeiden. Besonders Breitbandantibiotika zerstören gute Darmbakterien und machen dann Platz für aggressive Keime im Darm!

Praxistipps für mehr Darmgesundheit

Natur Hygiene

- Essen Sie reichlich und abwechslungsreich Gemüse, Hülsenfrüchte, Obst – täglich fünf handgroße Portionen, dazu frische Kräuter und Gewürze. Dies empfiehlt auch die Deutsche Gesellschaft für Ernährung (DGE).
- Bevorzugen Sie Vollkornprodukte bei Brot, Müsli, Nudeln und Reis, um die empfohlene Ballaststoffzufuhr von 30 Gramm am Tag zu erreichen.

- Essen Sie täglich eine kleine Menge Sauermilchprodukte wie Joghurt, Kefir, Ayran oder rohes Sauerkraut (zwei Esslöffel reichen aus) oder milchsauer vergorenes Gemüse etc.
- Achten Sie auf ausreichend Schlaf, täglich Bewegung, am besten an der frischen Luft, und vermeiden Sie negativen Stress.
- Nehmen Sie Antibiotika nur auf ärztlichen Rat; Halten Sie Dosierung und Einnahmedauer genau ein!

Regel 2: Basishygiene mit der AHA-Regel: Abstand – Hygiene – Alltagsmaske

Die Haut des Menschen ist von einer Schutzschicht aus Mikroben umhüllt, die Keime abwehrt und diese daran hindert, in den Körper einzudringen. Keime können aber über herumschwebende Tröpfchen in der Luft oder durch das Berühren infizierter Gegenstände und Flächen über die Schleimhäute der Körperöffnungen wie Mund, Nase und Augen in unseren Körper gelangen. Deshalb ist die erste Basis-Hygienemaßnahme, Abstand von Viren, Bakterien und Co. zu halten.

Abstand halten, Maske tragen und Nies-Etikette

Solange wir uns im Freien mit genügend Abstand von etwa zwei Metern zu anderen bewegen, sind wir zum Beispiel bei einer Corona-Epidemie geschützt vor einer Ansteckung durch eine Tröpfcheninfektion über die Luft. Doch sobald wir den Abstand verringern oder uns in geschlossenen Räumen mit vielen Menschen, auch in öffentlichen Verkehrsmitteln, aufhalten, steigt die Gefahr deutlich – wissenschaftliche Untersuchungen sagen: um das 18-Fache! – an. In Deutschland müssen wir uns erst an den Einsatz von Mund-Nasen-Masken gewöhnen, während es in Asien üblich ist, als Geste und zum Schutz der Mitmenschen Maske zu tragen. Viren und Bakterien können sich bereits in uns ausbreiten, ohne dass wir es merken und eventuell ohne dass wir überhaupt Krankheitssymptome entwickeln. Dabei können wir unbemerkt andere Personen infizieren. Eine Mund-Nasen-Maske dient als mechanische Bremse für eine Übertragung von Atem- und Speicheltröpfchen beim Atmen und Sprechen. Je

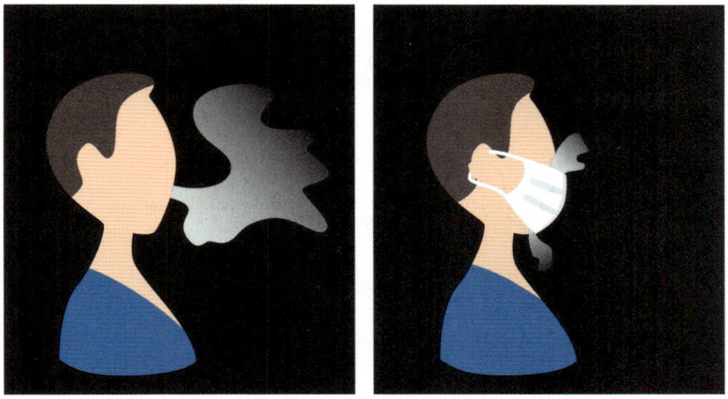

lauter eine infizierte Person spricht oder singt, gar hustet oder niest, umso mehr Viren und Bakterien schleudert sie über Atemtröpfchen aus, welche dann Mitmenschen gefährden können. Das Bedecken von Mund und Nase mit einer Maske oder zumindest einem Schal hilft dabei, die Verbreitung von Viren und Bakterien einzudämmen, und ist daher in geschlossenen Räumen ein sehr sinnvoller Schutz. Auswertungen des Epidemiologen Holger Schünemann und seinem Team haben ergeben, dass das Tragen einer Mund-Nasen-Bedeckung das relative Risiko, sich selbst über Tröpfcheninfektion zu infizieren, um etwa 80 Prozent reduziert. Die Maske schützt also nicht nur die Mitmenschen und vor allem chronisch Kranke, sie besitzt auch eine direkte Schutzfunktion für die TrägerInnen.
Vermeiden Sie bei Erkältung in geschlossenen Räumen lautes Sprechen oder Singen, denn das führt zu vermehrter Tröpfchenbildung und damit Keimbelastung in der Luft. Richtiges Husten und Niesen in ein Papiertaschentuch oder in die Armbeuge ist eine wichtige Hygiene-Etikette für den Schutz Ihrer Mitmenschen. In Erkältungszeiten eignet sich zur Begrüßung ein freundliches Winken oder der indische Namaste-Gruß. Dazu legt man die aneinandergelegten Hände vor das Herz und deutet eine kleine Verbeugung als berührungsfreie Begrüßung an (aus dem Sanskrit: »Ich verbeuge mich vor dir«). So kann man die Abstandsregel prima einhalten und entspricht trotzdem einer freundlichen und höflichen Form der Begrüßung mit der Bedeutung »Hallo« oder »Guten Tag« oder »Auf Wiedersehen«.

Sicherheit in Virenzeiten

Sicher	Risiko
Abstand größer als 2 Meter	Abstand geringer als 1,5 Meter
Begrüßung berührungslos	Händeschütteln, Umarmen
Im Freien	In geschlossenen Räumen
Wärme	Kälte
Leises Sprechen	Singen, Schreien
	Husten, Niesen
Mund-Nasen-Schutz	Keine Maske

Beim Tragen einer Maske sammeln sich mit der Zeit die Tröpfchen der Atemluft in der Maske und in diesem feuchten Milieu wird es schnell unhygienisch. Entsprechend müssen Einwegmasken häufig genug ausgetauscht werden. Wiederverwendbare Alltagsmasken müssen ebenso ausgetauscht und aufbereitet werden. Bei längerem Tragen kann hier eine die Feuchtigkeit aufsaugende Schutzschicht, zum Beispiel ein Kaffeefilter oder eine dünne Slipeinlage, das Masketragen angenehmer machen. Nach dem Tragen muss die Maske getrocknet und die Einlage erneuert werden. Hygienisch einwandfrei wird die wiederverwendbare Maske durch kurzzeitiges Erhitzen (70 Grad Celsius, mindestens drei Minuten lang), durch heißes Bügeln oder Waschen in der Waschmaschine bei 60 Grad Celsius. Masken können auch durch eine Essig-Zitronensäure-Mischung hygienisch aufbereitet werden. Eine Rezeptur hierzu finden Sie in Kapitel 3 auf Seite 104. Wiederverwendbare Masken sollten immer gut trocknen, bevor sie nach der hygienischen Aufbereitung erneut zum Einsatz kommen.

Wiederverwendbare Stoffmasken hygienisch aufbereiten

Hitze

Waschen bei 60 Grad Celsius
Auskochen im Heißwasserbad
Bügeleisen (bis 200 Grad Celsius!)

Organische Säuren

8-prozentiges Essigessenz-Wasser für hygienische Sauberkeit
12-prozentige Essig-Zitronensäure-Zubereitung für Desinfektion

Der Säureschutzmantel der Haut mag keine Seife

Neben den Schleimhäuten des Mund-Nasen-Bereichs ist die Haut unsere Kontaktfläche zur Umwelt und damit das zweite Einfallstor für Keime. Und hier sind es besonders die Hände, über die wir zur Umwelt Kontakt haben. Was wir bisher als Mikrobenteppich auf der Haut beschrieben haben, ist eine komplexe mehrschichtige Hülle, die allgemein als Säureschutzmantel der Haut bezeichnet wird. Die Haut ist mit fast zwei Quadratmetern unser größtes Organ. Die Oberhaut erneuert sich etwa alle 28 Tage und schützt uns mit ihren ziegelartig aufgeschichteten Hornzellen. Der Säureschutzmantel der Haut ist mit den Hornzellen eng verbunden und besteht aus …

- Hautfetten beziehungsweise Talg,
- Schweiß, der ein leicht saures Milieu entstehen lässt,
- Hautsekreten mit organischen Säuren, Elektrolyten, bakteriziden Eiweißbausteinen und anderem mehr.

Talg und Schweiß bilden auf der Hornzellschicht einen Wasser-Fett-Film, den sogenannten Hydrolipidfilm. Er hält die Haut geschmeidig, bewahrt sie vor dem Austrocknen und macht sie nach außen wasserabweisend. Der Schweiß enthält organische Säuren (Harnsäure, Harnstoff). Die auf der Haut lebenden Mikroben selbst unterstützen das saure Milieu weiter, indem sie Hautfette aufspalten, wobei Fettsäuren entstehen. So wird der pH-Wert um 5 reguliert. Weitere Hautsekrete bilden zusammen mit dem Hydrolipidfilm eine Barriere, die Wachstum und Vermehrung unerwünschter Keime eindämmt.

Säureschutzmantel der Haut

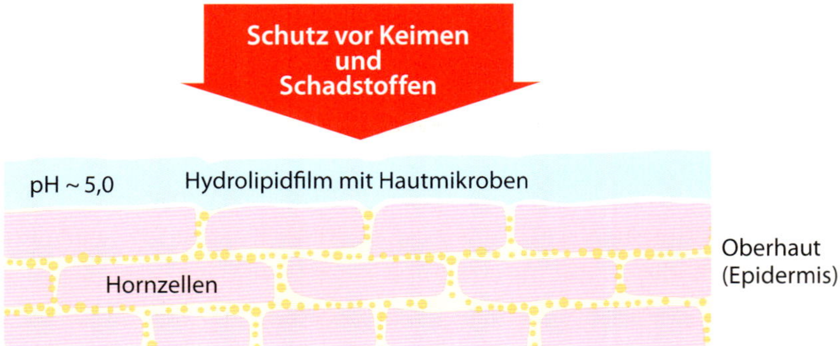

WARNUNG
»Über die verheerenden Folgen häufigen Waschens mit Seife wurde schon Ende des 19. Jahrhunderts berichtet«, so schreibt das Robert Koch-Institut. »Denn Händewaschen mit Seife und heißem Wasser ist die schlimmste Tortur, die Sie Ihrer Haut antun können.«

Sinkt die Hautfeuchtigkeit ab, dann entstehen feine Risse in der Haut; wird die Fettschicht abgelöst oder steigt der pH-Wert der Haut an, dann sinkt die Schutzfunktion deutlich. Starke Laugen, wie Seifen, schädigen übrigens den Säureschutzmantel der Haut stärker, als Säuren dies tun. Auch organische Lösungsmittel wie Alkohole lösen Hautfette aus dem Hydrolipidmantel heraus und schädigen ihn.

Die Gründe für diese sehr alte Warnung ist leicht nachvollziehbar: Seifenlauge hat einen hohen pH-Wert von etwa 11, und das führt zusammen mit heißem Wasser zu einem starken Fettlöse- und Abspüleffekt. Damit werden zwar Schmutz und Keime, aber auch die Lipidschicht und die »guten« Hautmikroben abgetragen. Es dauert eine bis mehrere Stunden, bis sich der Säureschutzmantel vollständig regeneriert hat. Vor allem bei Kleinkindern und älteren Menschen dauert die Regeneration länger. In dieser Zeit ist die Haut Keimangriffen fast schutzlos ausgeliefert. Wenn Sie nun die Hände eincremen, was eigentlich gut ist, dann bieten Sie nach der Handwäsche leider auch aggressiven Keimen einen besonders guten Nährboden. Eine echte, anhaltend wirksame Hygienewirkung wird so nicht erzielt.

Hautpflege – wirksame Handhygiene

Eine der wichtigsten Hygienemaßnahmen ist es, die Haut gesund, unverletzt und geschmeidig zu halten. Denn nur ein intakter und lückenloser Säureschutzmantel der Haut kann die Schutzfunktion sicherstellen. Vorgeschädigte Haut wird schneller infiziert und es erhöht sich das Risiko von Sensibilisierungen und Allergien. Verletzungen der Haut müssen mit Pflastern abgedeckt werden, um ein direktes Eindringen von Keimen in den Körper zu verhindern. Je älter wir werden, umso trockener wird unsere Haut und Risse entstehen leichter. Das bedeutet, dass Hautpflege mit zunehmendem Alter auch intensiver werden muss. Für eine wirksame Pflege eignen sich Wirkstoffe, die die Fettschicht der Haut und die Feuchtigkeit erhalten. Dies sind Pflanzenöle, Sheabutter und Moisturizer. Urea verbessert die Wassereinlagerung und Panthenol die Wundheilung der Haut.

Es würde den Rahmen dieses Buches sprengen, um die je nach Hauttyp richtige Hautpflege zu empfehlen, da das Angebot an guter Naturkosmetik stetig ansteigt. Wichtig ist, auf die Verwendung von Duft-, Hilfs- und Konservierungsstoffen so weit wie möglich zu verzichten, um die Haut nicht zu irritieren oder zu reizen. In zertifizierter Naturkosmetik sind keine Inhaltsstoffe auf Erdölbasis, Parabene, PEG-Derivate etc. zugelassen.

Händewaschen – wichtig, aber nicht ohne Probleme

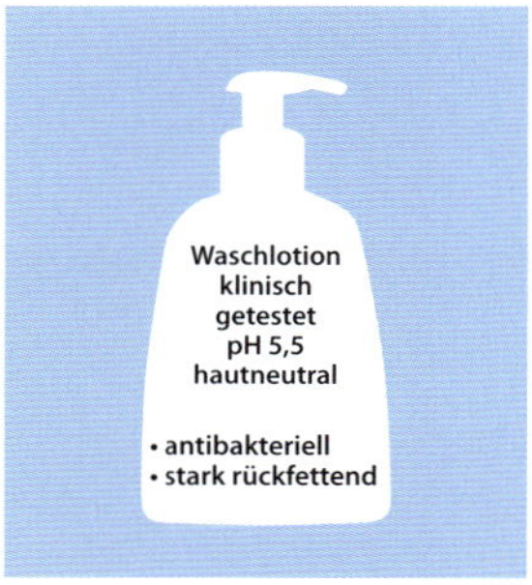

Die meisten Keime werden durch die Hände übertragen, deshalb ist Handhygiene von besonderer Bedeutung. Das Händewaschen soll Schmutz und Keime entfernen, aber den Säureschutzmantel der Haut möglichst wenig schädigen. **Waschen Sie Ihre Hände am besten mit lauwarmem Wasser und seifenfreien, dem pH-Wert der Haut entsprechenden Waschpräparaten mit einem pH-Wert von 5,5 ohne weitere Zusätze.** Diese sind nicht besonders teuer und können in Drogeriemärkten schon ab 1 Euro erworben werden.

Es gibt Dermatologen, die besonders für die empfindliche Gesichtshaut den Verzicht auf Seifen und Waschsubstanzen empfehlen. Selbst beim Duschen sollten nur die kritischen, weil verschwitzten, Stellen wie Achseln, Genitalbereich oder Füße mit seifenfreien Waschsubstanzen gereinigt werden.

Natürlich müssen wir unsere Hände waschen, wenn wir von der Toilette (Gefahr von Fäkalkeimen) oder von der Gartenarbeit (Bodenkeime) kommen, mit infektiösen Menschen oder mit keimbelasteten Lebensmitteln oder Tieren in Kontakt waren, und natürlich auch, wenn wir mit öffentlichen Verkehrsmitteln unterwegs waren etc. Aber wir sollten uns dann auch bewusst sein, dass in den nächsten Stunden der Säureschutzmantel unserer Haut angegriffen ist und wir weitere Belastungen der Haut vermeiden sollten.

Neben dem richtigen Händewaschen ist auch das gründliche Abtrocknen mit einem sauberen Handtuch oder Einmal-Papiertuch wichtig, auch zwischen den Fingern und unter Ringen.

Haben Sie unterwegs keine Gelegenheit zum Händewaschen, dann vermeiden Sie auf jeden Fall die Berührung mit dem Gesicht, um das Eindringen von über die Hand verschleppten Keimen in Mund, Nase oder Augen zu verhindern. Essen Sie Speisen dann nicht direkt aus der Hand oder desinfizieren Sie auch zwischendurch Ihre Hände.

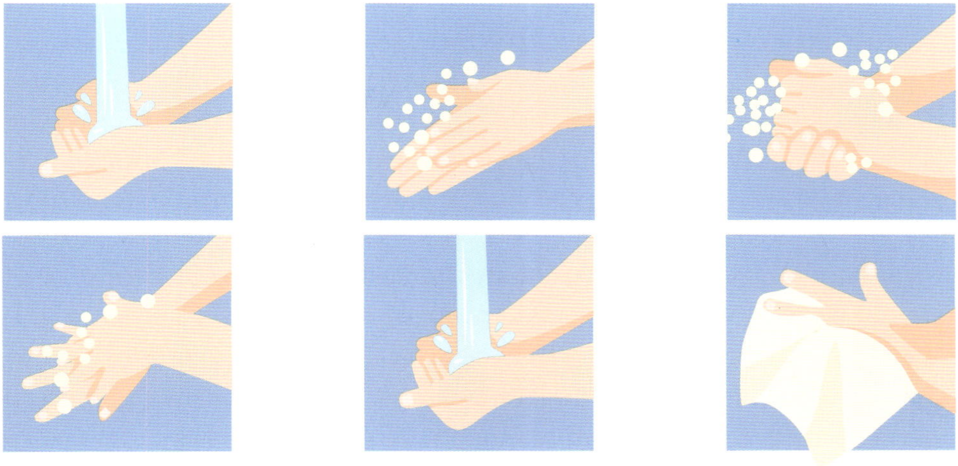

Handschuhe

Da häufiges Händewaschen besonders mit alkalischer Seife problematisch ist, hilft Handdesinfektion oder das Tragen von Einmal-Handschuhen. Flüssigkeitsdichte Handschuhe schützen die Hände vor Schmutz und Keimen und sind daher eine gute Distanzmaßnahme. Aber die Haut kann nicht atmen und die entstehende Feuchtigkeit im Handschuh kann zu Hautirritationen führen, besonders dann, wenn beim Anziehen die Hände noch feucht sind. Deshalb sollte man Handschuhe möglichst nur kurze Zeit tragen oder übergroße Schutzhandschuhe verwenden, die Unterhandschuhe aus Baumwolle ermöglichen. Bei Mehrfachverwendung der Schutzhandschuhe müssen diese nach Gebrauch desinfiziert werden, um Kreuzkontaminationen, also ungewollte Keimübertragung auf andere Gegenstände etc., zu vermeiden.

Handdesinfektion

Laut RKI sind Alkohole deutlich besser hautverträglich als Handwaschpräparate. Übliche Handdesinfektionsmittel enthalten den Wirkstoff Alkohol wie Ethanol, Propanol oder Isopropanol mit Konzentrationen zwischen 60 und 95 Prozent. Diese Alkohole führen zu einer deutlichen Keimreduzierung, aber auch zur Herauslösung von Hautfetten und der Störung des pH-Wertes der Haut. Alkohole erzeugen auf vorgeschädigter Haut ein brennendes Gefühl. Und auch hier gilt: Enthält das Desinfektionsmittel zudem noch weitere Konservierungs-, Farb- und Hilfsstoffe oder andere antimikrobielle Stoffe, dann steigt die Reizung der Haut noch einmal an. Die Schädigung der Haut hängt jetzt entscheidend davon ab, ob man die Hautfette abspült oder – wie dringend zu empfehlen ist – die gelösten Lipide wieder in die Haut einreibt. Deshalb sind Desinfektionsgele zu befürworten, weil diese die Entfettung der Hände verringern.

Eine neue Alternative für die Handhygiene sind schwache organische Säuren, die mit 8 Prozent Essigsäure hygienisch wirken oder als 12-prozentige Essig-Zitronensäure-Mischung eine desinfizierende Wirkung entfalten. Ihr saurer pH-Wert liegt deutlich näher am pH-Wert der Haut (um den pH-Wert 5), was eine nachgewiesene gute Hautverträglichkeit zur Folge hat. Wichtig ist auch hier, dass die gelösten Hautfette wieder in die Haut einmassiert werden.

Praxistipp: Hände waschen, wenn Schmutz abgespült werden soll!

Für eine gründliche Handhygiene (legen Sie Ringe ab!) waschen Sie Ihre Hände mit warmem Wasser und einer pH-neutralen Waschlotion gründlich für mindestens 20 Sekunden, auch zwischen den Fingern, um die Fingernägel und am Handrücken. Unter fließendem Wasser abspülen und dann gründlich mit einem sauberen Handtuch oder Einmal-Handtuch abtrocknen.

Hände desinfizieren, wenn Keime beseitigt werden müssen!

Muss kein Schmutz von den Händen entfernt werden, dann empfiehlt sich das Desinfizieren mit einem Gel oder einer Essig-Zitronensäure-Mischung (siehe Seite 105, Desinfizierendes Reisespray) und anschließendem Einmassieren gelöster Hautfette. So verringern Sie die Schädigung des Säureschutzmantels Ihrer Haut.

Feuchte Schleimhäute von Nase und Rachen

Flimmerhärchen der Nase reinigen diese und befördern Schadstoffe, Pollen, Schmutzpartikel und auch Eindringlinge wie Mikroben nach draußen. Um effek-

tiv arbeiten zu können, müssen die Härchen feucht bleiben. Eine ausreichende Flüssigkeitszufuhr hilft auch, die Schleimhäute von Nase und Rachen zu befeuchten. Die Ursachen für trockene Schleimhäute sind vielfältig: klimatisierte oder beheizte Räume, Alkohol oder Rauchen, Aufregung und Stress, Medikamente, aber auch Symptome von vielen Krankheiten führen zur Austrocknung.
Der Mensch produziert permanent Speichel, neben anderen Aufgaben schützt er damit die Mund- und Rachenschleimhäute gegen äußere Einflüsse. Wenn diese Schutzbarriere austrocknet, können Keime direkt auf die Schleimhäute einwirken. Die Schleimhäute wehren sich dann mit Entzündungen gegen die Eindringlinge.
Meersalzhaltige oder pflegende Nasensprays mit Ölen können helfen, die Schleimhäute geschmeidig und widerstandsfähig zu halten. Abschwellende Nasensprays oder -tropfen trocknen hingegen die Schleimhäute aus und sollten nur kurzfristig im Erkältungsfall verwendet werden. Wenn die Schleimhäute trocken, verschleimt oder gefüllt mit Borken von Nasensekret sind, dann wirkt eine Nasenspülung (mit Meersalz) wie eine Kur für die Nase und macht sie fit für die Erkältungszeit.

Praxistipp: Nasenspülung

Kochen Sie Wasser ab, damit es hygienisch sauber ist, und füllen Sie nach dem Abkühlen das lauwarme Wasser in einen Becher mit einer Messerspitze Kochsalz (1-prozentige Lösung). Über dem Waschbecken ziehen Sie dann die Salz-Wasser-Lösung aus dem Becher oder der hohlen Hand abwechselnd in je eine Nasenöffnung und lassen es über das andere Nasenloch wieder abfließen. Dabei werden auch unerwünschte Keime oder Pollen ausgespült.

Ein trockener Hals ist immer, besonders aber in Erkältungs- oder Influenzazeiten, zu vermeiden. Denn bei Trockenheit können die Schleimhäute ihrer Aufgabe der Keimabwehr nicht ausreichend nachkommen. Als tägliche Trinkmenge benötigen wir 1,5 bis 2 Liter Wasser pro Tag, in Abhängigkeit von Alter, Temperatur und körperlicher Aktivität auch mehr. Empfehlenswert sind warme Tees (mit Salbei,

BASISHYGIENE BEDEUTET ALSO:

- Abstand halten,
- Mund-Nasen-Schutz tragen (in Infektionszeiten),
- Husten und Niesen in die Armbeuge oder ein Taschentuch,
- Handhygiene und Handpflege,
- Schleimhäute warm und feucht halten.

Thymian oder Eukalyptus), die einen entzündungshemmenden und reizlindernden Effekt auf die Schleimhaut haben. Wenn Sie mit Bus und Bahn fahren, dann bemühen Sie sich nicht nur um Abstand zu den Mitreisenden, sondern halten Sie Ihren Halsbereich mit einem Schal warm und befeuchten Sie den Mund regelmäßig mit lauwarmem Tee. Der Tea to go sollte in Influenzazeiten unser ständiger Begleiter sein.

Regel 3: Flächenhygiene im Haushalt. Es geht auch ohne viel Chemie!

Wer hat nicht gerne ein sauberes Zuhause? Bei der gründlichen Reinigung der Wohnung mit üblichen Putzmitteln werden Schmutzpartikel und Staub gelöst und entfernt. Eine Milliarde Euro geben die Deutschen jährlich für circa 480 000 Tonnen Reinigungsmittel aus. Doch oft werden mehr Putzmittel verwendet als nötig, und diese belasten das Abwasser mit vielfältigen Chemikalien erheblich. Aber das ginge auch anders. Chemische Keulen und Keimkiller sind für einen sauberen Haushalt, auch bei Hygieneproblemen, nicht notwendig! Spezialreiniger oder Desinfektionsmittel schaden der Umwelt und Gesundheit, denn Inhaltsstoffe wie Tenside aus Erd- oder Palmöl, Chlorverbindungen, Konservierungsmittel oder Duftstoffe können Allergien auslösen sowie die Haut und Atemwege reizen.

Hygienisch wirkende Reiniger zerstören auch unsere häusliche Mikroflora – unsere natürliche mikrobielle Lebensgemeinschaft. Diese hilft, das Ausbreiten schädlicher Keime einzudämmen. Daher sollten wir nur dort besondere Hygienemaßnahmen ergreifen, wo es unbedingt nötig ist. Umweltfreundlicher und weniger schädlich für die Umwelt gelingt das Putzen mit wenigen Hausmitteln. Das spart auch Verpackungsmüll, der durch zu viele verschiedene Reinigungsmittel anfällt.

Wie viel Hygiene sollte es sein?

Mit üblichem Wischen und Putzen werden laut dem Bundesinstitut für Risikobewertung (BfR) mehr als 90 Prozent aller Oberflächenkeime mechanisch entfernt. Damit ist das Ziel der **Reinigung** erreicht: Nämlich die Entfernung unerwünschter Substanzen wie oberflächlicher Staub und Schmutz, eine ausreichende Grundhygiene und optische Sauberkeit. Eine besondere Stellung nehmen fetthaltige Verschmutzungen ein, die vor allem in der Küche bei Pfannen, Töpfen und Tellern vorkommen. Man kann diese mechanisch mit Spülbürste oder Lappen entfernen oder man nutzt zusätzlich waschaktive Substanzen wie Tenside, um Fette müheloser zu entfernen. Empfehlenswert sind Tenside auf Zuckerbasis aus nachwachsenden Rohstoffen, die eine hohe biologische Abbaubarkeit besitzen. Der biologische Abbau von Tensiden erfolgt im Klärwerk durch Bakterien, die die Tenside in der dortigen starken Verdünnung als Nahrung nutzen. In hoher Konzentration wie zum Beispiel beim Reinigen einer Salatschüssel wirken Tenside nicht nur fettlösend, sondern auch keimreduzierend. In wenigen Fällen gibt es auch hygienisch kritische Verunreinigungen oder Bereiche wie Türklinken oder Geländer, die von vielen, auch fremden Personen berührt werden, oder das Gemüsefach im Kühlschrank oder Bereiche, wo sich Haustiere aufhalten. Nur hier bedarf es dann **hygienischer Sauberkeit**.

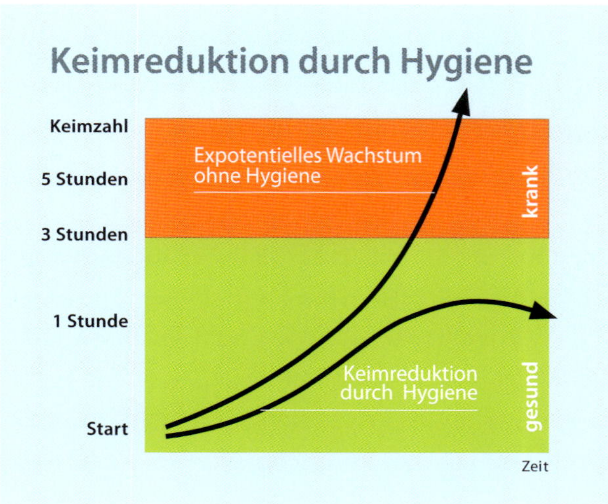

Bei dem Verdacht auf Krankheitserreger von infektiösen Personen oder wenn besonders schutzbedürftige KASI-Personen im Haushalt leben, braucht es eine **desinfizierende Reinigung** von bestimmten Flächen, Türgriffen, Geländern, WC etc. Aber auch nach dem

Umgang mit kritischen pflanzlichen Lebensmitteln wie zum Beispiel Sprossen oder Schnittsalaten oder mit rohem Geflügel sollte eine desinfizierende Reinigung von Arbeitsflächen und hierbei benutzten Küchengerätschaften erfolgen (siehe die Regeln 4 und 5 ab den Seiten 50 und 58).

Reinigungsmittel der Natur-Hygiene

Bei Reinigungsarbeiten im Haushalt kommt es ganz darauf an, was gereinigt werden soll, auf die zu reinigenden Materialien und deren Eigenschaften, die zu erwartende Verschmutzung und die damit verbundene zu erwartende Keimbelastung. Die Entfernung von Schmutz bedeutet immer auch eine hygienische Maßnahme, da sich im Schmutz Mikroorganismen und oft auch Krankheitserreger befinden. Ebenso muss berücksichtigt werden, welche Bewohner im Haushalt leben (Kleinkinder, Schwangere, Alte, Kranke, immungeschwächte Personen, Haustiere) und welche besonderen Bedürfnisse oder Anforderungen an Sauberkeit oder Hygiene durch sie entstehen. Dementsprechend sollten Reinigungsmittel so gewählt werden, dass sie dem jeweiligen Verschmutzungsgrad, der Keimbelastung, dem Hygienebedürfnis und letztlich auch den zu reinigenden Materialien angepasst sind.
Für Natur-Hygiene genügen wenige einfache Hausmittel mit folgenden Wirkstoffen:

- basisches Natron,
- milde organische Säuren wie einfacher Tafelessig,
- verdünnte Essigessenz und Zitronensäure.

Bei besonders fetthaltigen Verschmutzungen hilft zusätzlich ein Spülmittel aus biologisch abbaubaren Zuckertensiden. Die Umweltzeichen »Blauer Engel« als nationales und »Euroblume« als EG-Umweltzeichen helfen, sich für umweltverträgliche Produkte zu entscheiden.
Mit diesen Hausmitteln oder deren Mischungen lassen sich alle Reinigungsarbeiten im Haushalt ausführen. Rezepturen zum Selbstmischen finden Sie in Kapitel 3 ab Seite 98.

Umweltfreundliche Hausmittel und ihre Anwendungen

Methode	Hilfs- und Reinigungsmittel	Ziel	Anwendung auf
Normale Reinigung trocken	Besen, Staubsauger Staubtuch (nebelfeucht), Frischluft	Reinigung von leichten Verschmutzungen und Staub	Oberflächen und Böden
Normale Reinigung feucht 90 % Keimreduktion	Saubere Wischtücher	Reinigung von großen Flächen mit stärkeren Verschmutzungen	
	Neutrales Spülmittel gut fettlösend		Geschirr, Flächen, Naturstein
			Flächen reinigen, auch Naturstein
	Natronwasser aus 500 ml Wasser mit 2 TL Natron		Flächen und Glas reinigen
	2-prozentiges Essigwasser aus Tafelessig oder Essigessenz		Wandfliesen in Küche und Bad
Hygienische Sauberkeit 99 % Keimreduktion	8-prozentiges Essigessenz-Wasser	hygienisch sauber, schnell entkalkend, streifenfrei trocknend	Arbeitsflächen und Küchenutensilien, die nicht in die Geschirrspülmaschine gehören
			alle Flächen und Armaturen im Bad (nicht Marmor), WC, Türklinken, Geländer Kühlschrank etc., auswischen
	8-prozentiges Zitronensäure-Wasser	hygienisch sauber, schnell entkalkend, geruchsarm	siehe oben, jedoch nicht Glas oder Spiegel (Putzstreifen möglich)
Desinfektion mindestens 99,999 % Keimreduktion	12-prozentige Essig-Zitronensäure-Zubereitung	desinfizierend, entkalkend	Küchenspüle und Küchenutensilien nach dem Kontakt mit Geflügel, Ei, Fleisch etc. Wischlappen
			Türgriff, Geländer, WC, wenn erkrankte Personen im Haushalt leben

Staub wischen und vermeiden – Oberflächen reinigen

Hausstaub besteht aus Feinstaub, abgeriebenen Stofffasern und Fusseln, Haaren, Hautschuppen sowie vor allem im Schlafzimmer und bei Polstermöbeln Hausstaubmilben und deren Ausscheidungen. Da Staub sehr fein ist, wirbelt er schnell auf, umso mehr, je glatter die Oberflächen und Böden sind. Für eine allgemeine Oberflächenreinigung von Flächen, Möbeln, Fensterbänken, Gegenständen etc. reicht ein nebelfeuchtes Baumwolltuch aus. Müssen auch leichte Verschmutzungen entfernt werden, kann es auch Wasser mit Essig, Natron oder Spülmittel sein. Dies kommt zum Beispiel bei Schranktüren und Tischflächen vor, wo neben Staub auch Fettanhaftungen von Handcreme, Schweiß oder Essensresten zu entfernen sind. Mikrofasertücher nehmen Staub und Schmutz besonders gut auf, ein Reinigungszusatz ist daher meist nicht erforderlich. Bei sehr empfindlichen Oberflächen können Mikrofasertücher jedoch auch zu abrasiv, also kratzend oder abnutzend, wirken. Beim späteren Waschen in der Waschmaschine (siehe Regel 8 ab Seite 80) lösen sich Partikel aus Mikroplastik heraus und gelangen ins Abwasser – da wischt es sich mit einem Baumwolltuch, alten Leintuch oder T-Shirt gewässerschonender. Das Staub- beziehungsweise Wischtuch sollte in Abhängigkeit von der Staub- oder Schmutzmenge entsprechend häufig ausgespült und gut ausgewrungen werden. Denken Sie auch daran, Lichtschalter und Türrahmen abzuwischen.

Kissen, Decken und Vorleger regelmäßig im Freien ausschütteln, damit sich in den Stoffen weniger Staub sammelt. Teppiche, stoffbezogene Sofas und Matratzen sollten regelmäßig abgesaugt werden. Betten, Decken und Kopfkissen neu zu beziehen, empfiehlt sich alle zwei bis drei Wochen, im Krankheitsfall oder bei starkem Schwitzen auch häufiger. Kopfkissen und Bettdecke ein- bis zweimal im Jahr in der Waschmaschine waschen (siehe Regel 8 ab Seite 80, außerdem immer Waschanleitung beachten!).

Für gutes Raumklima sorgen

Regelmäßiges Stoßlüften (Durchzug) mit weit geöffneten Fenstern zwei- bis dreimal am Tag für je zwei bis fünf Minuten vermindert die Staubmenge und reguliert die Luftfeuchtigkeit, sodass Staub besser gebunden wird. Außerdem beugt regelmäßiges Lüften einer Schimmelbildung durch zu hohe Luftfeuchtigkeit vor. Mit der Frischluft kommen auch harmlose Umweltmikroben in den Raum, die sich auf die Einrichtung, Wände und Böden niederschlagen, ansiedeln und krank machende Keime verdrängen. An stark befahrenen Straßen sollte zu Zeiten gelüftet werden, wenn der Straßenverkehr möglichst gering ist. Übrigens sind Zimmerpflanzen eine hübsche Hilfe zur Regulation des Raumklimas, sie können sogar die Luft reinigen. Informieren Sie sich im Fachhandel über besonders geeignete Pflanzen, zum Beispiel Grünlilie oder Einblatt.

Böden reinigen – Schmutz vermeiden

Bei der Reinigung von Böden müssen deren Materialien, vor allem aber deren Nutzung und damit die Art der möglichen Verschmutzung Berücksichtigung finden. Ziehen alle Familienmitglieder und Besucher direkt am Eingang die Straßenschuhe aus und laufen im Wohnbereich nur mit Hausschuhen oder Socken, wird sich hier nur wenig und vor allem unproblematischer Schmutz sammeln, der durch Saugen oder feuchtes Wischen mit Essig-, Natron- oder Spülmittel-Wischwasser entfernt werden kann.
Laufen wir jedoch auch mit Straßenschuhen durch die gesamte Wohnung oder sind kleine auf dem Boden spielende Kinder im Haushalt oder lebt hier auch ein Haustier, dann wird eine Reinigung nötig, die eine gewisse Keimreduktion erreicht. 8-prozentiges Essigessenz-Wasser, Zitronensäure-Wasser oder Essigspray (siehe Tabelle auf Seite 48) schaffen diese hygienische Sauberkeit.
Ein hohes Maß an Hygiene ist erforderlich, wenn im Haushalt Personen mit ansteckenden Erkrankungen leben. Läuft ein Familienmitglied mit Fußpilz im Badezimmer barfuß, sollte der Fußboden mit 8-prozentigem Essigessenz-Wasser gewischt werden; dies wirkt zuverlässig und hygienisch gegen Pilze.
Ähnliches gilt, wenn der Hund sein Futter oder die Katze einen Haarballen auf den Boden erbrochen haben. Dann sollte punktuell eine Desinfektion von Boden oder Teppich erfolgen. Leben im Haushalt besonders gefährdete Familienmitglieder, sollten krank machende Keime zu 99,999 Prozent entfernt werden. Auch dies gelingt mit einem Natur-Hygiene-Reiniger; mit 12-prozentiger Essig-Zitronensäure-Zubereitung können Sie punktuell sensible Bereiche desinfizieren.
Putztuch oder Wischmopp sollten nach der Benutzung in der Waschmaschine bei 60 Grad Celsius hygienisch gewaschen werden oder in einem Eimer bis zu fünf Minuten in einer 12-prozentigen Essig-Zitronensäure-Zubereitung einweichen, danach mit klarem Wasser ausspülen und gut trocknen lassen.

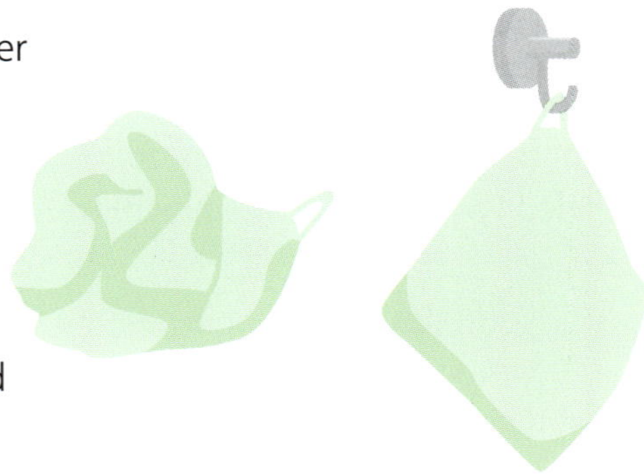

Umweltfreundliche Hausmittel und ihre Anwendungen

Methode	Hilfs- und Reinigungsmittel	Ziel	Anwendung auf
Normale Reinigung trocken	Besen, Staubsauger Staubtuch (nebelfeucht), Frischluft	Reinigung von leichten Verschmutzungen und Staub	Oberflächen und Böden
Normale Reinigung feucht 90 % Keimreduktion	Saubere Wischtücher Neutrales Spülmittel gut fettlösend Natronwasser aus 500 ml Wasser mit 2 TL Natron 2-prozentiges Essigwasser aus Tafelessig oder Essigessenz	Reinigung von großen Flächen mit stärkeren Verschmutzungen	Geschirr, Flächen, Naturstein Flächen reinigen, auch Naturstein Flächen und Glas reinigen Wandfliesen in Küche und Bad
Hygienische Sauberkeit 99 % Keimreduktion	8-prozentiges Essigessenz-Wasser	hygienisch sauber, schnell entkalkend, streifenfrei trocknend	Arbeitsflächen und Küchenutensilien, die nicht in die Geschirrspülmaschine gehören alle Flächen und Armaturen im Bad (nicht Marmor), WC, Türklinken, Geländer Kühlschrank etc., auswischen
	8-prozentiges Zitronensäure-Wasser	hygienisch sauber, schnell entkalkend, geruchsarm	siehe oben, jedoch nicht Glas oder Spiegel (Putzstreifen möglich)
Desinfektion mindestens 99,999 % Keimreduktion	12-prozentige Essig-Zitronensäure-Zubereitung	desinfizierend, entkalkend	Küchenspüle und Küchenutensilien nach dem Kontakt mit Geflügel, Ei, Fleisch etc. Wischlappen Türgriff, Geländer, WC, wenn erkrankte Personen im Haushalt leben

Darf's ein bisschen mehr sein?
Wo ist hygienische Sauberkeit oder gar Desinfektion nötig?

Bislang haben wir gelernt, dass ein gewisses Maß an Mikroben in unserem Haushalt normal und wünschenswert ist. Leider können wir per Auge die guten Mikroben von bösen Keimen nicht unterscheiden. Hier noch einmal eine Übersicht:

- Normales Putzen mit heißem Wasser oder Spülmittel-Wasser, Essig- oder Natron-Wischwasser erreicht bereits eine **Sauberkeit** mit 90-prozentiger Keimreduktion. Das reicht in den meisten Fällen aus.

- Eine zuverlässige **hygienische Sauberkeit** mit Natur-Hygiene wird mit 8-prozentigem Haushaltsessig oder einem entsprechendem Essigspray erreicht. Dabei werden 99,9 Prozent aller Keime durch das Wischen und Putzen beseitigt. Wo ist das im Privathaushalt notwendig? Kritische Stellen sind all diejenigen, die von vielen Menschen, auch fremden, angefasst werden. Daher können sie deutlich mehr mit Keimen belastet sein: Türgriffe und Bereiche darum herum, auf dem Türblatt sowie Treppengeländer und Lichtschalter. Dies gilt umso mehr in Erkältungszeiten. Dann liegen erhöhte Hygieneanforderungen vor, die von reiner Natur-Hygiene geleistet werden kann. Einige Keime können auf Oberflächen mehrere Monate überleben (siehe Grafik unten).
- Müssen Personen der KASI-Gruppe geschützt werden, so wird eine **Desinfektion** von bestimmten, ausgewählten Wohnbereichen erforderlich sein. Dabei werden 99,999 Prozent aller Keime durch das Reinigen mit einer 12-prozentigen Essig-Zitronensäure-Zubereitung beseitigt. Um die hier notwendige Keimreduzierung zu erreichen, sollten dieses Mittel der Natur-Hygiene drei bis fünf Minuten einwirken und anschließend mit klarem Wasser nachgewischt und trocken gerieben werden. Der Essiggeruch verfliegt innerhalb kurzer Zeit und ist Zeichen hygienischer und umweltfreundlicher Sauberkeit.

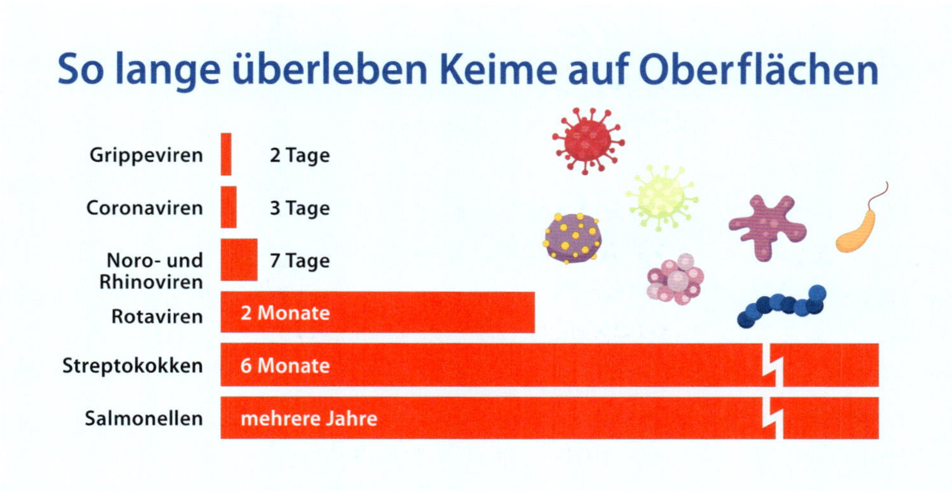

In der Regel werden keine Spezialprodukte wie Backofenspray, Glanzreiniger, Fensterreiniger etc. benötigt. Für den Haus- oder Wohnungsputz reichen entweder warmes Wasser, mildes, zuckerbasiertes Spülmittel sowie Haushaltsessig, verdünnte Essigessenz, Zitronensäure und Natron oder Zubereitungen daraus aus. So können Sie, je nach Verschmutzung und Hygieneanforderung, jeweils ein geeignetes Reinigungsmittel selbst herstellen und darauf vertrauen, dass es für den Menschen verträglich, umweltfreundlich, biologisch abbaubar und nachhaltig ist. Achten Sie auch auf die empfohlene Dosierung, weniger ist oft mehr! (Rezepte finden Sie in Kapitel 3 ab Seite 98).

Regel 4: Frischkost – sauer macht lustig!

Reichlich Gemüse, Obst und Salate sowie frische Kräuter und Sprossen gehören zur Basis einer gesunden Ernährung. Leider können auf der Oberfläche von Obst, Gemüse und Co. noch Pflanzenschutzmittel wie Pestizide oder Umweltschadstoffe haften. Dies ist bei 90 Prozent des konventionell angebauten Obstes und Gemüses der Fall! Rechtliche Vorgaben regeln die gesetzlich zulässigen Höchstmengen, sie werden in Stichproben untersucht. Bisher galt der Rat, rohe pflanzliche Lebensmittel mit Seife zu waschen, um Pestizide oder Umweltgifte zu entfernen. Eine gute Alternative hierzu, nämlich mit essbaren Mitteln wie Natron oder Essig zu waschen, finden Sie auf Seite 52 beschrieben.

Biologisch angebaute Nutzpflanzen enthalten selten und dann auch nur in sehr geringen Mengen Pestizide (durch Verwehungen), im Ökolandbau ist der Einsatz von chemisch-synthetischen Pestiziden verboten. Die Verwendung von Bio-Lebensmitteln ist also gut für unsere Gesundheit und leistet aktiven Umweltschutz, indem es Gewässer entlastet und die Artenvielfalt erhält.

Für viele Menschen ist es schwer vorstellbar, dass diese wertvollen Lebensmittel zusätzlich noch mit Erregern von Lebensmittelinfektionen verunreinigt sein können und dadurch sogar Lebensmittelvergiftungen verursachen. Dies wurde uns in den Jahren 2011 und 2015 erst richtig bewusst, als der Keim EHEC auf pflanzlichen Sprossen bei Hunderten von Menschen die schwerste Lebensmittelvergiftung seit Jahren auslöste. Solche Gefahren durch belastete Rohkost nehmen zu.

Es sind jedoch nicht nur die oberflächlichen Verunreinigungen der im Boden oder bodennah wachsenden Pflanzen, die keimbelastet sein können. Das Bundesinstitut für Risikobewertung (BfR) warnt, dass durch die Klimaerwärmung in Deutschland und Europa zunehmend aufbereitetes Abwasser zur Bewässerung eingesetzt wird. Auch dadurch können Bakterien wie Salmonellen, Escherichia coli und Listerien auf Obst und Gemüse gelangen.

Weniger als die Hälfte der in Deutschland gekauften pflanzlichen Lebensmittel wird im Inland geerntet. Obst und Gemüse importieren wir in erheblichen Mengen aus Ländern außerhalb der Europäischen Union nach Deutschland, oft aus Anbaugebieten mit geringeren Hygieneanforderungen, die mit ganz anderen Keimen als bei uns üblich belastet sind.

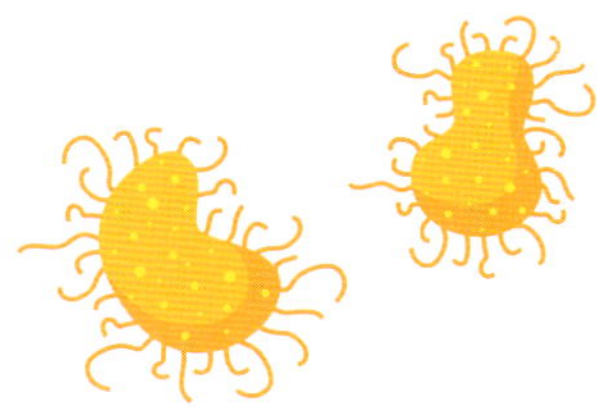

Pflanzliche Lebensmittel gehen – beginnend bei der Ernte, über die Verarbeitung, Verpackung und den Transport – durch viele Hände, bis sie bei uns auf den Tisch kommen. Auch auf diesem Weg kann eine Keimübertragung erfolgen. Untersuchungen zeigen, dass insbesondere Sprossen, vorgewaschene Blattsalate und Schnittsalate eine hohe Keimbelastung aufweisen dürfen. Eine Reinigung allein mit Trinkwasser ist deshalb nicht immer ausreichend, um bekömmlichen Salat oder Rohkost herzustellen. Dies stellt ein wachsendes Problem dar und ein echtes Dilemma, denn chemische Desinfektionsmittel dürfen auf Lebensmitteln nicht angewendet werden – sie sind giftig, für den menschlichen Genuss nicht geeignet und daher verboten.

Die übliche Küchenhygiene nutzt Hitze, also Zubereitungsarten wie Kochen, Dünsten, Braten und so weiter, um Krankheitserreger abzutöten. Werden Speisen mindestens drei Minuten lang auf 70 Grad Celsius Kerntemperatur oder mehr erwärmt, sind sie hygienisch einwandfrei. Salate, Obst und viele Gemüsesorten wollen wir aber roh verzehren, denn durch das Erhitzen werden etliche Vitamine und sekundäre Pflanzenstoffe (weitere Inhaltsstoffe von Pflanzen mit gesundheitlicher Wirkung) geschädigt oder gar unwirksam gemacht. Was also tun?

Wissenschaftliche Untersuchen haben nun bestätigt, dass das Waschen von Salaten, Sprossen, Obst und Gemüse und so weiter mit Essigwasser diese Probleme beseitigen kann. Keime werden drastisch reduziert und Pestizide lassen sich leichter von der Oberfläche entfernen.

Keime und Pestizide von Obst und Gemüse waschen

Empfohlene Reinigungsmittel (müssen Lebensmittel sein!)	Anwendungen auf Lebensmitteln
Trinkwasser	Obst und Gemüse aus dem eigenen Garten oder von verlässlichen Erzeugern
Natronwasser aus 500 ml Wasser mit 2 TL Natron 2-prozentiges Essigwasser aus Tafelessig oder Essigessenz	Gemüse von unbekannten Erzeugern
<u>Waschen oder Besprühen mit:</u> 8-prozentigem Essigessenz-Wasser 8-prozentigem Zitronensäure-Wasser	bodennah wachsendes Obst, Gemüse, Salat Sprossen, Keimlinge, Microgreens vorgewaschene Blattsalate, Schnittsalate
<u>Waschen oder Besprühen mit:</u> 12-prozentiger Essig-Zitronensäure-Zubereitung	Sprossen, vorgewaschene Blattsalate, Schnittsalate, fertiges Schnittobst für Personen der KASI-Gruppe

Einkauf und Lagerung von Obst und Gemüse

Schon beim Einkauf sollten wir auf die Frische von Obst, Blattsalaten, Sprossen, Microgreens (»erwachsene« Sprossen mit zwei bis drei Blättchen), Kräutern und Gemüse achten. Diese erkennt man daran, dass frische Ware keine welken Blätter oder braune Stellen aufweist und Schnittstellen nicht angetrocknet und verfärbt aussehen. Verzehrfertig vorbereitete, gewaschene Blattsalate oder klein geschnittenes Obst, das es küchenfertig in Tüte oder Becher zu kaufen gibt, weisen an den Schnittflächen oft einen hohen Keimbefall auf. Auch Gemüse wie Möhren oder Kohl werden bereits fertig geschnitten oder geraspelt im Kühlregal angeboten. Mikroorganismen finden auf diesen feuchten Schnittflächen gute Lebensbedingungen. Sammelt sich bereits Flüssigkeit in der Verpackung – Finger weg und liegen lassen!

Nach dem Einkauf von Obst, Gemüse, Salaten etc. sollten diese möglichst schnell gekühlt und am besten zügig verbraucht werden. Salat, Spinat, Paprika, Tomaten, Gurken, Erbsen, Bohnen, Kohlrabi und ähnliche Gemüse sind im Kühlschrank mehrere Tage haltbar. Wurzel- und Kohlgemüse können im Kühl-

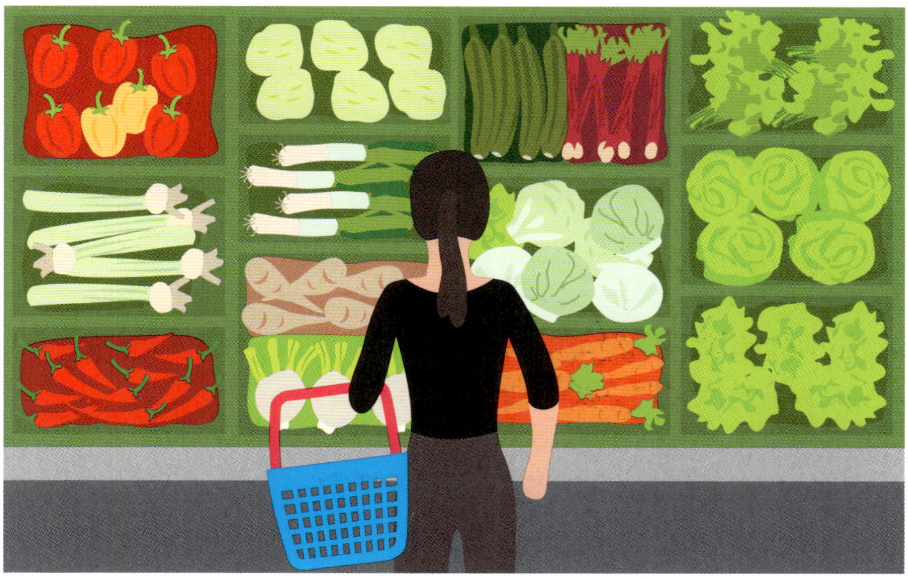

schrank, aber auch in einem kühlen Keller mehrere Wochen gelagert werden. Kartoffeln sind dunkel, trocken, luftig und kühl gelagert mehrere Monate haltbar. Eine große Bevorratung über den üblichen Bedarf hinaus ist bei heute jederzeit verfügbaren Lebensmitteln jedoch wenig sinnvoll.

Die Haltbarkeit von Obst hängt stark vom Reifegrad und der Sorte ab. Sie beträgt häufig nur wenige Tage. Beerenobst ist meist dünnschalig und wasserhaltig, also besonders empfindlich und gehört daher auf jeden Fall in den Kühlschrank oder sollte schnell verzehrt werden. Süd- und Zitrusfrüchte müssen nicht im Gemüsefach gelagert werden, Kühlen lässt sie jedoch nicht so schnell schimmeln. Auch heimisches Obst wie Äpfel und Birnen sind gekühlt mehrere Wochen lagerfähig. Allerdings lassen Äpfel den Reifeprozess von in der Nähe gelagertem Obst schneller ablaufen und beschleunigen deren Verderb. Ursache hierfür ist das Ausströmen des Pflanzenhormons Ethylen, so werden beispielsweise Bananen in der Nähe von Äpfeln schneller braun.

Schnittkräuter halten sich einige Tage im Kühlschrank, wenn die Stiele in einem Glas Wasser stehen und der Rest mit einer übergestülpten Tüte vor dem Austrocknen geschützt wird. Alternativ können Sie Kräuter mit Essig- oder Natronwasser (Rezeptur in Kapitel 3 auf den Seiten 101 und 102) abspülen, trocken schütteln und in einer Plastikdose oder in einem feuchten Küchentuch im Kühlschrank aufbewahren.

Generell empfiehlt es sich, im Lebensmittelhandel jederzeit verfügbare Frischwaren nicht in größeren Mengen zu bevorraten. Wer dennoch Saison- oder Sonderangebote nutzen möchte, sollte diese regelmäßig kontrollieren, angefaulte und schimmelige Lebensmittel entfernen sowie Kontaktflächen mit Essigwasser reinigen.

Hygienischer Umgang mit Rohkost bei der Zubereitung

Vor dem Verzehr muss Rohkost, die nicht geschält werden kann oder soll, sorgfältig gewaschen werden. Dazu gehört auch, das Spülbecken oder die Waschschüssel vorher mit heißem Wasser, Essig- oder Natronwasser zu reinigen.

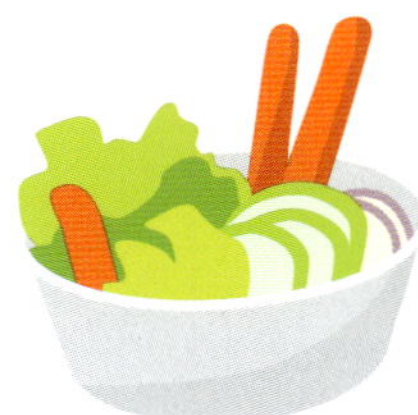

- Welke und braune Stellen vor der Verarbeitung entfernen. Sammelt sich bereits Flüssigkeit in der Verpackung oder bei unangenehmem Geruch: entsorgen.
- Angeschimmeltes oder Angefaultes immer komplett wegwerfen, da Schimmel auch unsichtbar ins Innere von Lebensmitteln hineinwächst.
- Überlegen Sie bereits vor dem Kochen, welche Arbeiten bei der Zubereitung anfallen werden. Dabei saubere und unsaubere Arbeiten räumlich oder zeitlich voneinander trennen.
- Wollen Sie bei einer Mahlzeit rohes Obst, Gemüse oder Salat verzehren, dann bereiten Sie dies zuerst zu – unter Verwendung von sauberen Küchenhelfern. Je nach Zubereitungsdauer der übrigen Zutaten wird die Frischkost währenddessen gekühlt. Weitere Zutaten wie Fleisch, Fisch, Ei etc. bereiten Sie erst danach zur Verarbeitung – sei es, dass Sie beispielsweise etwas braten oder dünsten – vor (siehe Regel 5 ab Seite 58).
- Alles fern vom Boden wachsende Obst und Gemüse, das roh verzehrt wird, kann mit Trinkwasser, Essig- oder Natronwasser gewaschen werden, bevor es zerkleinert wird (die Anleitung dazu finden Sie in Kapitel 3 auf den Seiten 101 und 102).
- Obst, Blattsalate und Gemüse, das nah am Boden wächst, aber dennoch roh verzehrt wird, sollten Sie – je nach Schmutzanhaftungen, Sand oder Insekten – vor dem Zerkleinern erst mit Trinkwasser waschen. Gründliches Waschen reduziert die Anzahl der anhaftenden Mikroben. Wenn sich jedoch auf Salatblättern bereits ein Biofilm aus Keimen gebildet hat, ist dies leider wirkungslos. Daher sollten Kräuter und zumindest die äußeren Blätter von Salatköpfen und

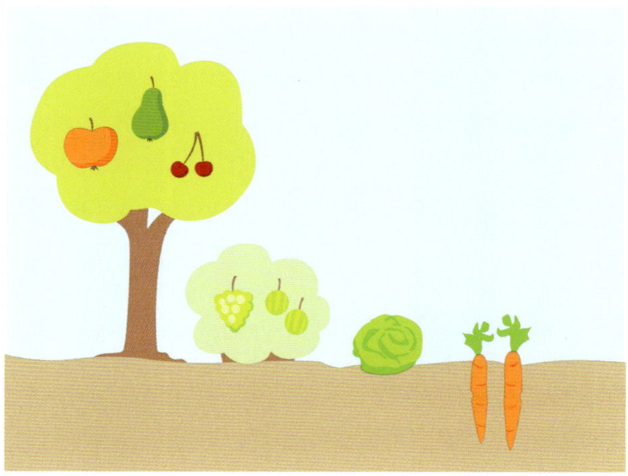

Schnittsalate immer zusätzlich bei einem der »Waschgänge« für zwei bis drei Minuten in Essig-, Zitronensäure- oder Natronwasser eingelegt werden. Sind Sie unsicher, ob dies Ihren Hygieneanforderungen entspricht, dann alternativ auch in 8-prozentiges Essigessenz-Wasser einlegen oder damit besprühen. Kurz nachspülen. Der Essig ist danach geschmacklich nicht mehr wahrnehmbar.

- Sprossen und Keimlinge, Microgreens oder abgepackte und vorgewaschene Blatt- oder Schnittsalate (Möhrenraspel, fein geschnittener Weißkohl etc.) werden wegen der möglichen höheren Keimbelastung mit 8-prozentigem Essigessenz-Wasser gewaschen oder mit einer entsprechenden Lösung besprüht.
- Bei der besonders schutzbedürftigen KASI-Gruppe besteht ein höherer Hygienebedarf. Für diese Personengruppe werden kritische pflanzliche Lebensmittel mit 12-prozentiger Essig-Zitronensäure-Zubereitung keimfrei gewaschen. Besonders sparsam geht dies, wenn die Essig-Zitronensäure-Zubereitung in eine Sprühflasche gefüllt wird und die Lebensmittel dann einfach rundherum eingesprüht werden. Obst und Gemüse nach dem Waschen nicht nass liegen lassen, sonst können sich noch wenige anhaftende Keime schnell vermehren.
- Auch Schälen kann Keime wirksam reduzieren – schade nur um die wertvollen Nährstoffe in und unter der Schale! Werden erdnah wachsende Sorten wie Gurken, Zucchini und Wurzelgemüse unzerkleinert drei bis fünf Minuten in Essig- oder Natronwasser eingelegt, bewirkt dies eine deutliche Keimreduktion; mit 8-prozentigem Essig-Spray besprüht oder in 8-prozentigem Essigessenz-Wasser gewaschen, reduziert dies Keime noch stärker. Zusätzlich lösen sich auch auf der Schale anhaftende, unerwünschte Pflanzenschutz- oder Umweltschadstoffe mit ab – umso mehr, wenn feste Früchte oder Gemüse zusätzlich mit einem Papiertuch abgerieben werden.
- Effektive Keimreduzierung wird auch mit Blanchieren, das heißt Erhitzen, für circa zwei Minuten in kochendem Wasser, erreicht. Feste Gemüsesorten sind dann immer noch knackig.

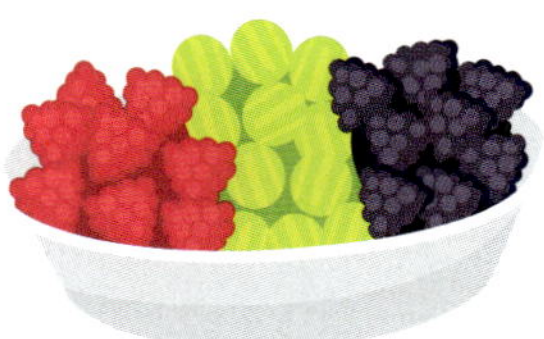

- Besonders empfindliches, erdnah wachsendes Obst wie Erdbeeren mit 8-prozentigem Essigessenz-Wasser oder einem entsprechenden gebrauchsfertigen

Essigspray behandeln und zwei bis drei Minuten einwirken lassen. Da es sich hier um eine Lebensmittelsäure handelt, können besonders süße Früchte direkt verzehrt werden. Wird dies nicht gewünscht, kurz mit Trinkwasser abspülen, der Essiggeschmack ist dann nicht mehr wahrnehmbar. So vermeiden Sie auch, dass die empfindlichen Lebensmittel durch zu intensives Waschen matschig werden.

- Auch tiefgekühlte Beeren können mit krank machenden Keimen verunreinigt sein, nach dem Auftauen vermehren sie sich wieder. Personen der KASI-Gruppe sollten TK-Beeren nur gründlich erhitzt, zum Beispiel als Rote Grütze, genießen.
- Verwenden Sie niemals dieselben Brettchen, Messer und Küchenhelfer für Salat und rohes Fleisch beziehungsweise rohe und gegarte Lebensmittel. Das verhindert Kreuzkontaminationen, also das Übertragen von Keimen durch Küchenhelfer oder Hände auf andere Lebensmittel, die womöglich nicht (mehr) erhitzt werden.
- Nach dem Kontakt mit rohen Lebensmitteln dürfen Brett, Messer und andere Arbeitsgeräte nicht für andere Küchenarbeiten verwendet werden, sondern müssen hygienisch behandelt werden. Sie können sie mit einem 8-prozentigen Essigessenz-Wasser abwaschen oder einsprühen oder Sie geben die Küchenutensilien direkt in die Geschirrspülmaschine und waschen sie mit einem 60-Grad-Programm.
- Wischtücher nach der Zubereitung von Rohkost mit Essigessenz-Wasser auswaschen und trocknen.
- Weisen Hände oder Arme Verletzungen auf, sollten diese bereits vor der Zubereitung mit einem wasserfesten Pflaster oder Ähnlichem geschützt werden.

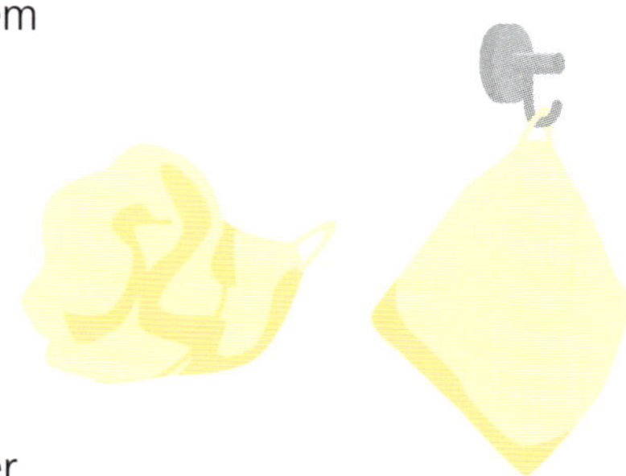

Personen mit ansteckenden Erkrankungen sollten von der Speisenzubereitung entbunden sein beziehungsweise auf eine sehr sorgfältige persönliche Hygiene achten (siehe auch Regel 2 zur Basishygiene ab Seite 32).

Das Wichtigste auf einen Blick

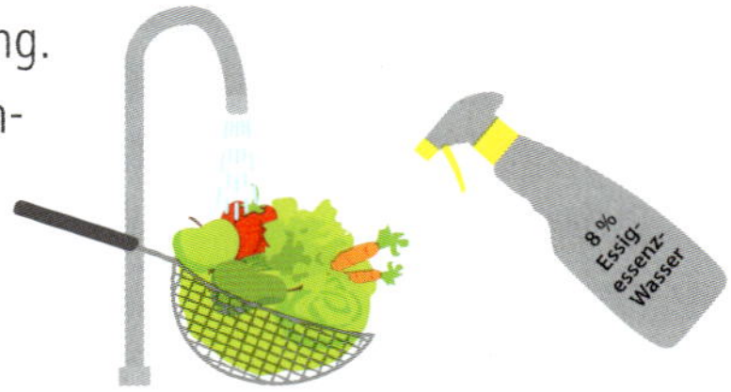

- Auf Frische der Lebensmittel achten.
- Bevorratung nur für wenige Tage bei geeigneter Lagerung.
- Wo notwendig, kühlen (Schnittsalate, Sprossen, Keimlinge, Beeren).
- Bodennah wachsende Pflanzen, die roh verzehrt werden, mit Essig- oder Natronwasser waschen.
- Kritische Lebensmittel wie vorgewaschene Blattsalate, Schnittsalate, Sprossen für den Rohverzehr mit 8-prozentigem Essigessenz-Wasser hygienisch waschen, für KASI-Personen mit 12-prozentiger Essig-Zitronensäure-Zubereitung nahezu keimfrei waschen. Die notwendige Einwirkzeit von drei bis fünf Minuten beachten!
- Rohe Salate mit essighaltiger Marinade anrichten und vor dem Verzehr einige Minuten lang durchziehen lassen.
- Obstsalat mit Zitronensaft marinieren.
- Obst und Gemüse, das auf Vorrat eingefroren werden soll, ebenso nach diesen Vorgaben behandeln, da nicht alle Keime durch Tiefkühlung zerstört werden.

Regel 5: Rohes Fleisch – braucht es heiß!

Fleisch, Fisch und Geflügel sowie rohe Eier können relativ häufig mit krankheitserregenden Keimen, wie beispielsweise Salmonellen oder Campylobacter, verunreinigt sein. Diese beiden Keime sind in Deutschland die häufigste Ursache für bakterielle Darmerkrankungen.

Bekannt ist die Debatte um das Chlorhühnchen. In Amerika ist es erlaubt, Geflügelfleisch nach der Schlachtung durch das Besprühen mit oder Tauchen in chlorhaltige Substanzen hygienisch zu verbessern und dadurch den häuslichen

ACHTUNG!

Die »5-Sekunden-Regel« ist widerlegt! Lange hat man angenommen, dass auf den Boden gefallene Lebensmittel bedenkenlos verzehrt werden können, wenn man sie ganz schnell wieder aufhebt. Ein Forscherteam fand heraus, dass eine Keimübertragung bereits in weniger als einer Sekunde beginnt. Je feuchter ein Lebensmittel ist, desto schneller werden Keime aufgenommen – in Abhängigkeit von der Art des Lebensmittels und der Oberfläche des Bodens.

Umgang mit diesen Produkten sicherer zu machen. In der EU ist diese Behandlung verboten, weil wir Chlor in Lebensmitteln aus gesundheitlichen Gründen ablehnen. Damit werden diese hygienischen Probleme aus der Fleischverarbeitungsindustrie in den privaten Haushalt verlagert. Bei der Zubereitung dieser Lebensmittel muss daher sorgfältig auf strenge Hygiene geachtet werden! Erhitzt man diese rohen Produkte ausreichend lange auf eine Kerntemperatur über 70 Grad Celcius, dann geht von ihnen kein mikrobiologisches Risiko mehr aus. Die Hitze hat die Lebensmittel pasteurisiert. Eine Keimgefahr entsteht vor allem bei der Zubereitung der noch rohen Lebensmittel. Die Keime können beim Hantieren mit diesen Produkten über Hände, Küchenhelfer und Arbeitsflächen auf andere Lebensmittel übertragen und auf Schrankgriffe, Schubladen, Kühlschrank, Wasserhahn und so weiter verschleppt werden. Dies gilt es unbedingt zu vermeiden, denn durch Kontakt mit diesen Flächen oder Verzehr von kreuzkontaminierten Lebensmitteln kann es insbesondere bei KASI-Personen zu schweren Lebensmittelinfektionen kommen.

Info

Ein besonders sorgfältiger Umgang mit rohen tierischen Lebensmitteln schützt vor unnötigen Lebensmittelinfektionen und -vergiftungen und ermöglicht einen unbeschwerten Genuss.

Einkauf und Lagerung – bereits hier auf Frische achten!

- Achten Sie bei verpackten Lebensmitteln auf Unversehrtheit der Verpackung.
- Beachten Sie das Mindesthaltbarkeitsdatum (MHD) auf der Verpackung. Bis zu diesem Datum sind Lebensmittel unter Einhaltung der vorgeschriebenen Lagerung/Kühlung mindestens verzehrbar, häufig auch noch einige Tage darüber hinaus.
- Leicht verderbliche, abgepackte Lebensmittel wie Hackfleisch oder Frischfisch tragen ein Verbrauchsdatum. Nach dessen Ablauf darf das Produkt nicht mehr verkauft oder verzehrt werden.

- Bei unverpackter Ware fragen Sie gegebenenfalls die Fachverkäuferin beziehungsweise den Fachverkäufer an der Theke nach der Haltbarkeit oder dem Verbrauchsdatum.
- Für Mett, Tatar und Fisch für Sushi gibt es besondere Qualitätsanforderungen, da diese Lebensmittel nicht erhitzt werden und damit keine Keimreduktion mehr erfolgt. Um kein gesundheitliches Risiko einzugehen, müssen diese Produkte am Tag des Einkaufs verzehrt werden. Ist dies nicht möglich, macht das Durchgaren sie auch zu einem späteren Zeitpunkt verzehrbar. Sollten Sie diese rohen Produkte einfrieren, müssen sie nach dem Auftauen trotzdem durchgegart werden.
- Kaufen Sie nur frischen oder tiefgefrorenen Fisch. Frischer Fisch riecht neutral, hat klare Augen und hellrote Kiemen. Bei üblem Fischgeruch oder säuerlichem oder tranig-fauligem Geruch war die Kühlkette unterbrochen – nicht mehr verzehren!

Sorgen Sie für eine durchgängige Kühlkette

Keime vermehren sich bei niedrigen Temperaturen langsamer oder gar nicht mehr, daher sollten leicht verderbliche Lebensmittel bis zur Zubereitung oder bis zum Verzehr im Kühlschrank gelagert werden.

- Schnell verderbliche Lebensmittel beim beziehungsweise nach dem Einkauf in einer Kühltasche mit Kühl-Akkus aufbewahren, zügig nach Hause fahren und leicht Verderbliches sogleich in den Kühlschrank räumen. Prüfen Sie die Kühlschranktemperatur: Im unteren Bereich sollte es nicht wärmer als 4 Grad Celsius sein.
- Rohes Fleisch und Ähnliches bei etwa 4 Grad Celsius im unteren Fach des Kühlschranks, jedoch über dem Gemüsefach lagern (oder im extra 0-Grad-Fach).
- Rohe tierische Lebensmittel vor dem Verbrauchsdatum zubereiten oder tiefgefrieren.

Richtiges Auftauen

Keime werden durch das Tiefgefrieren nicht immer abgetötet, manche gehen in ein Ruhestadium über und vermehren sich schnell beim Auftauen.

- Gefrorene Ware ohne Verpackung in ein Sieb geben und dieses auf eine Schüssel legen, damit Tauwasser über Nacht im Kühlschrank abtropfen kann.
- Verpackungsmaterial sofort und sorgfältig entsorgen.
- Auftauflüssigkeit vorsichtig direkt in den Ausguss der Spüle schütten. Das meist mit Keimen belastete Tauwasser sollte nicht mit anderen Lebensmitteln oder Arbeitsgeräten in Berührung kommen.
- Spüle und Arbeitsgeräte nach dem Arbeitsgang gründlich mit über 70 Grad Celsius heißem Wasser und Spülmittel oder einer desinfizierenden 12-prozentigen Essig-Zitronensäure-Zubereitung reinigen. Bei Bedarf auch den Kühlschrank auswischen.

Hygienischer Umgang mit Fleisch, Fisch und Geflügel bei der Zubereitung

Wie oben bereits beschrieben, befinden sich Keime vor allem auf der Fleischoberfläche. Dies erfordert eine besonders sorgfältige Zubereitung. Alle Gerätschaften, Flächen und Hände, die mit den rohen Lebensmitteln in Kontakt kommen, sind potenzielle Keimüberträger.
Besonders Geflügelfleisch ist sehr häufig mit dem Bakterium Campylobacter belastet, während die Schale von Eiern eher mit Salmonellen behaftet sein kann. Bei Rohmilch und Rohmilchprodukten, häufig bei Weichkäsesorten mit Edelschimmel oder Harzer Käse, gibt es immer wieder Warnungen vor Listerienbelastung dieser Lebensmittel. Das Vorkommen von Listerien ist allerdings weitverbreitet und betrifft sowohl tierische als auch pflanzliche rohe Lebensmittel. Personen der KASI-Gruppe sollten daher Rohmilchprodukte und rohe Fleischprodukte unbedingt ganz meiden, da bei ihnen Infektionen sehr schwer verlaufen können.

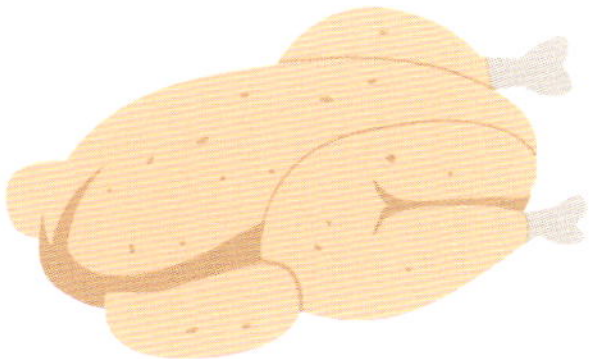

Eine desinfizierende Wirkung für Oberflächen kann mit heißem Wasser über 70 Grad Celsius und drei Minuten Einwirkzeit erreicht werden. Da dies recht unpraktisch ist, können Sie alternativ die Oberflächen mit einer 12-prozentigen Essig-Zitronensäure-Zubereitung abwischen oder einsprühen, drei Minuten einwirken lassen und danach trocken wischen. Bei Küchenutensilien können Sie ebenso vorgehen, oder Sie reinigen sie in der Geschirrspülmaschine mit einem 60-Grad-Programm.

Die Tipps für den Umgang mit rohen Lebensmitteln im Einzelnen

- Rohes Fleisch und Geflügel nicht waschen, damit keine Keime durch die Hände oder Wasserspritzer in und um das Waschbecken auf Geschirrtüchern, Arbeitsflächen und in der Küche verteilt werden.
- Sollen Knochensplitter oder Fischschuppen abgewaschen werden, dann muss die Spüle samt Umgebung direkt danach gründlich mit sehr heißem Wasser oder einer 12-prozentigen Essig-Zitronensäure-Zubereitung gereinigt werden.
- Fleisch direkt mit einer Gabel oder Ähnlichem aus der Verpackung nehmen und gleich in die Pfanne oder den Topf legen. Die Gabel nicht weiterverwenden, sondern sogleich in die Geschirrspülmaschine geben oder hygienisch reinigen.
- Rohen Fleischsaft mit Papierküchentüchern abtupfen und diese sofort entsorgen.
- Verhindern Sie das Verteilen von Keimen von rohen tierischen Lebensmitteln auf Hände, Küchenutensilien, Spüllappen und andere Speisen!
- Andere Speisen oder Lebensmittel, die nicht erhitzt werden, zeitlich vor rohem Fleisch/Geflügel/Fisch zubereiten und abgedeckt beiseitestellen. Sie sollten nicht mit den rohen Lebensmitteln in Berührung kommen.
- Fleisch, das nach der Sous-vide-Methode unter Vakuum im Wasserbad bei niedrigen Temperaturen gegart wird, muss vor dem Verzehr scharf angebraten werden, um eventuelle Keime auf der Fleischoberfläche abzutöten.
- Arbeitsplatz und Geräte nach der Zubereitung der rohen Speisen sofort gründlich reinigen

und mit einer 12-prozentigen Essig-Zitronensäure-Zubereitung oder sehr heißem Wasser mindestens drei Minuten desinfizieren.

- Gründliches Händewaschen und eine Handdesinfektion nach der Zubereitung sind unverzichtbar (siehe unter Regel 2 auf den Seiten 38 bis 40).
- Gefäße von Salz, Pfeffer und anderen Gewürzen nur mit sauberen Händen anfassen oder nach Gebrauch desinfizieren.
- Wischtücher, Schwämme und Bürsten nach Abschluss der Zubereitung roher Speisen durch frische ersetzen oder mit einer 12-prozentigen Essig-Zitronensäure-Zubereitung hygienisch auswaschen. Geschirr- und Handtücher austauschen und hygienisch waschen (siehe Regel 8 ab Seite 80) – nur so lässt sich vermeiden, dass sich Keime dort vermehren und später über eine Schmierinfektion auf Geschirr oder andere Speisen übertragen werden.
- Haustiere von rohen und gegarten Lebensmitteln fernhalten.

Hygienischer Umgang mit Eiern

Auf der Schale von Eiern können sich Salmonellen und Campylobacter befinden. Um eine Infektion auszuschließen, beachten Sie folgende Regeln beim Umgang mit Hühnereiern:

- Rohe Eier nicht waschen, weil so Keime leichter durch die poröse Schale in das Innere eindringen können. Anhaftende Federn oder Kot mit einem feuchten Papiertuch abreiben und dieses sofort entsorgen.
- Rohe Eier nicht auf die Arbeitsfläche legen, sondern aus der Verpackung direkt in den Kochtopf oder Eierkocher geben oder zum Weiterverarbeiten aufschlagen.
- Schalen gleich im Mülleimer entsorgen, gegebenenfalls Berührungsflächen ausreichend lange heiß reinigen oder mit 12-prozentiger Essig-Zitronensäure-Zubereitung desinfizieren.
- Kalt zubereitete Speisen wie Tiramisu, Zabaione oder Mayonnaise nur mit ganz frischen Eiern zubereiten, sofort nach der Zubereitung in den Kühlschrank stellen und unbedingt

innerhalb von 24 Stunden verzehren. Ältere Zubereitungen sind zwingend zu entsorgen.

- Eier mit beschädigter Schale in eine Tasse aufschlagen und den Geruch prüfen. Verdorbene Eier riechen schwefelig und müssen entsorgt werden. Riecht das Ei frisch, dennoch sofort verbrauchen und vollständig durchgaren.
- Mit Mayonnaise zubereitete Salate oder Saucen (Kartoffelsalat, Dips und so weiter) nach der Zubereitung sofort kühlen und zügig verzehren. Solche Salate sind nicht geeignet für Sommerfeste, Grillpartys und ähnliche Veranstaltungen. Bei warmer Witterung vermehren sich Keime in ungekühlten Speisen extrem schnell!
- Eierspeisen nicht lange warm halten. Können sie nicht gleich verzehrt werden, besser schnell kalt stellen und vor dem Verzehr gründlich erhitzen.
- Nach dem Hantieren mit rohen Eiern die Hände gründlich waschen oder desinfizieren.
- Das Spültuch, mit dem die Arbeitsfläche und Gerätschaften in Berührung gekommen sind, auswaschen und direkt in die 60-Grad-Wäsche geben oder mit 12-prozentiger Essig-und-Zitronensäure-Mischung drei bis fünf Minuten lang einweichen, noch einmal ausspülen und zum Trocknen aufhängen.

Tierische Lebensmittel sorgfältig durchgaren

Da die Oberfläche von Fleisch, Geflügel, Fisch und Eiern immer mit Keimen behaftet ist, müssen diese Lebensmittel ausreichend lange erhitzt werden.

- Garen Sie Schweinefleisch, Hackfleisch, Geflügel sowie frische Bratwurst unbedingt immer durch (Kerntemperatur im Fleisch von 70 Grad Celsius für mindestens drei Minuten), bis das Fleisch innen grau oder braun ist. Austretender Fleischsaft ist nicht mehr rot oder rosa, sondern wird klar oder hellbraun. Kontrollieren Sie bei größeren Fleischstücken die Kerntemperatur mit einem Bratthermometer.
- Fisch ist gar, wenn er innen nicht mehr glasig ist. Werden Fische im Ganzen gegrillt oder gebacken, lässt sich die Rückenflosse dann leicht herausziehen.

- Muscheln und Austern, die nach zehnminütigem Kochen geschlossen bleiben, dürfen nicht verzehrt werden.
- Vorsicht besonders bei Fleisch mit Knochenanteil, zum Beispiel Brathähnchen, Kotelett oder Hähnchenschenkel, da sich das Fleisch am Knochen langsamer erhitzt.
- Entdecken Sie beim Verzehr rote, ungegarte Stellen, dann das Fleisch noch einmal nachgaren.
- Rühr- oder Spiegeleier durchbraten und Frühstückseier mindestens fünf Minuten kochen, je nach Größe und Lagertemperatur (Kühlschrank) auch länger.
- Speisen nur kurz und wenn nötig um 70 Grad Celsius warm halten, damit sich eventuell noch vorhandene Keime nicht wieder vermehren können.
- Fertige Speisen abdecken und vor Insekten schützen. Fliegen können Krankheitserreger übertragen.
- Speisereste abdecken und, wenn sie leicht abgekühlt sind, in den Kühlschrank stellen.
- Beim Garen oder Erwärmen in der Mikrowelle die Geräteleistung und die Zeit laut Hersteller so wählen, dass sogenannte »cold spots«, also unerhitzte Stellen, vermieden werden.

Richtiges Vorgehen beim Grillen

- Fleisch, Fisch und so weiter abgedeckt an einem kühlen Ort bereitstellen.
- Erst kurz vor dem Grillvorgang an den Grill stellen.
- Grillgut immer durchgaren.
- Verwenden Sie immer separates Geschirr und Fleischgabeln für das rohe und separates Geschirr für das fertig gegrillte Fleisch.

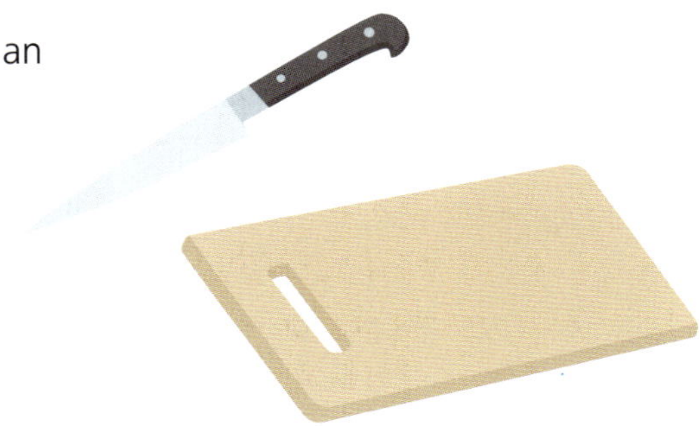

Besondere Hygiene für Schwangere, Kleinkinder und Personen mit eingeschränktem Immunsystem

Der Verzehr von rohem Fleisch (beispielsweise Mettbrötchen, Tatar, Mettwurst, Teewurst, Carpaccio), rohen Eiern und daraus zubereiteten Speisen wie Tiramisu oder rohem Fisch (Sushi), Räucher- und Graved Lachs und Rohmilch sowie deren Produkte ist für diese besonders schützenswerte Personengruppe tabu!

Hygiene in der Küche – das Wichtigste auf einen Blick

Organisieren Sie den Arbeitsablauf: Zuerst Speisen zubereiten, die nicht erhitzt werden, danach roh zu verzehrende pflanzliche Lebensmittel (Salat, Gemüse), zuletzt tierische Lebensmittel wie Fisch, Fleisch, Geflügel oder Ei. Ist dies nicht möglich, sorgen Sie für eine gründliche Zwischenreinigung aller benutzten Arbeitsflächen und Küchenutensilien sowie der Hände.

- Saubere und unsaubere Arbeiten stets räumlich oder zeitlich voneinander trennen. Rohes Fleisch und Salat gehören nicht auf dasselbe Schneidebrett!
- Stark zerkratzte Brettchen austauschen. In den Rillen vermehren sich Keime besonders gut.
- Küchenhelfer, die mit rohen Produkten in Berührung kamen, nicht mehr für andere Speisen verwenden und in der Geschirrspülmaschine bei einem 60-Grad-Programm reinigen. Das gilt auch für die Spülbürste!
- Gerätschaften, die nicht in die Spülmaschine gehören oder gleich wieder benötigt werden, sofort mit sehr heißem Wasser (70 Grad Celsius, mindestens drei Minuten) oder mit einer desinfizierenden 12-prozentigen Essig-Zitronensäure-Zubereitung reinigen. Ein Spray ist dabei besonders praktisch und schnell zur Hand.
- Insbesondere hochwertige Messer, die nicht in die Spülmaschine dürfen, können Sie mit einem solchen Spray schnell wieder einsatzfähig machen.
- Spül- oder Wischtücher sowie Handtücher nach der Zubereitung von rohen Lebensmitteln und gegebenenfalls nach der anschließenden Reinigung des Arbeitsplatzes sofort austauschen.
- Spül- oder Wischtücher sowie Handtücher grundsätzlich mindestens einmal wöchentlich wechseln und bei 60 Grad Celsius waschen. Alternativ können Sie das Wischtuch zwischendurch mit einer 12-prozentigen Essig-Zitronensäure-Zubereitung desinfizieren.

Regel 6: Die Küche – den »gefährlichsten Ort« im Haushalt sauber halten

In der Küche entsteht bei der Zubereitung von Speisen durch Kochen, Braten und Backen ein leckerer Duft. Dabei bildet sich aber auch fetthaltiger Dunst, der sich auf den Küchenoberflächen niederschlägt und mit der Zeit einen klebrigen Film erzeugt – guter Nährboden für Mikroben.

In den letzten zwei Regeln haben Sie Gefahren kennengelernt, die von rohen Lebensmitteln ausgehen können. Über diese kritischen Lebensmittel kommen die meisten gefährlichen Keime in die Küche. Wenn dann durch Unachtsamkeit rohes Geflügel mit den Händen angefasst wird und direkt danach Küchenutensilien oder der Wischlappen berührt werden, kommt es zu einer Keimverschleppung. So gelangen Krankheitserreger auf vorher unbelastete Gegenstände, Flächen und Lebensmittel. Dies nennt man Kreuzkontamination.

Die Küche ist also ein Hygiene-Hotspot, den wir aber mit unseren Natur-Hygiene-Maßnahmen, wie Hitze und Lebensmittelsäuren, gut in den Griff bekommen können. Besonders beim Arbeiten mit Lebensmitteln sollten wir hier chemische Reinigungsmittel vermeiden.

Hygienisch säubern können wir mit 70 Grad Celsius heißem Wasser und einer Einwirkzeit von drei Minuten. Aus der Wasserleitung kommt bei heutiger Energiespar-Einstellung der Warmwasserbereitung jedoch oft nur eine Wassertemperatur von 50 Grad Celsius oder weniger. Also muss das Wasser extra mit dem Wasserkocher oder im Kochtopf erhitzt werden. Wirksame und gleichzeitig natürliche Mittel zur hygienischen Reinigung in der Küche sind Lebensmittelsäuren wie Essig- oder Zitronensäure in unterschiedlichen Konzentrationen sowie Natron (Backpulver), also letztlich auch essbare Produkte – echte Natur-Hygiene! Außerdem sind sie biologisch abbaubar und unbedenklich, wenn sie in das Abwasser kommen.

Im Folgenden werden die Hygiene-Hotspots in der Küche näher beleuchtet und »entschärft«.

Hotspot Nummer eins ist der Küchenschwamm

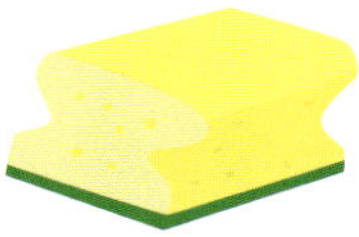

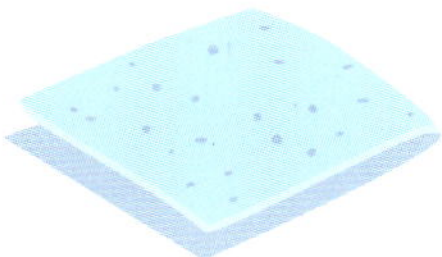

Wischlappen, Küchenschwämme oder Spülbürsten sind nach Untersuchungen des Mikrobiologen Prof. Egert, mit circa 50 Milliarden Keimen pro Kubikzentimeter, die am stärksten mit Keimen belasteten Gegenstände im gesamten Haushalt. Das ist weit mehr als bei der Toilette! Wie ist das möglich? Der Küchenlappen kommt mit Überresten von stark mit Keimen belasteten rohen Lebensmitteln in Berührung, wird meist nicht gründlich ausgespült und bleibt nach der Nutzung noch einige Zeit als feuchter Knäuel in der warmen Küche liegen. Jetzt können sich Keime explosionsartig vermehren und sie werden bei jeder Benutzung des Lappens weiter in der Küche verteilt.

- Spültücher etc. immer gründlich auswaschen und rasch trocknen.
- Je häufiger rohe Lebensmittel verarbeitet werden, desto öfter muss der Spüllappen ausgetauscht oder hygienisch gewaschen werden. Nach Kontakt mit hygienisch problematischen Lebensmitteln darf der Spüllappen nicht direkt weiterverwendet werden!
- Hygienisch sauber wird das Spültuch durch Einweichen in Essigessenz-Wasser (eine Tasse Essigessenz verdünnt mit zwei Tassen Wasser) für mindestens drei Minuten, danach gut auswringen und zum Trocknen aufhängen. Eine Alternative ist die Reinigung in der Waschmaschine bei 60 Grad Celsius.
- Bei besonders problematischen Lebensmitteln (rohes Gemüse, Salate, Fleisch, Eier etc.) oder besonders schutzbedürftigen Personen im Haushalt müssen Spüllappen, Schwamm und Bürste für drei Minuten in einem Bad aus 12-prozentiger Essig-Zitronensäure-Zubereitung (siehe Seite 104) desinfiziert werden!
- Spätestens einmal pro Woche sollten Spüllappen oder Schwammtücher erneuert beziehungsweise in der Waschmaschine ge-

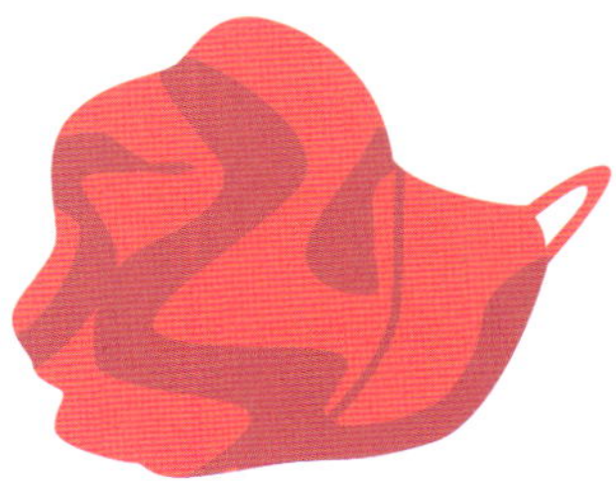

waschen werden (siehe Regel 8), die Spülbürste darf bei einem 60-Grad-Programm im Geschirrspüler »Platz nehmen«.

- Zum Geschirr-Abtrocknen benutzen Sie bitte immer ein Geschirrtuch, für die Hände ein separates Handtuch. Je nach Benutzungshäufigkeit werden beide Tücher alle zwei bis drei Tage, mindestens jedoch einmal in der Woche erneuert.
- Übrigens: Küchenwischlappen gehören in die Küche! Für das Reinigen anderer Räume separate Wischtücher verwenden!

Keimalarm in der Küchenspüle

Die Küchenspüle kommt permanent mit rohen pflanzlichen und tierischen Lebensmitteln und Speiseresten in Berührung und ist daher einer dauernden Keimbelastung ausgesetzt. Durch ihre glatte Oberfläche und fließendes Wasser ist dies jedoch kein Problem. Nach der Zubereitung von Speisen kann die Spüle mit Natron- oder Essigwasser ausgewischt oder mit einem Essigspray besprüht werden, bevor man sie trocken wischt. Dabei werden Keime reduziert, Kalkflecken gelöst und die Spüle glänzt nach dem Abwischen und Trocknen wieder wie neu.

Trotzdem gibt es kritische Bereiche an der Spüle, besonders in Abfluss und Überlauf bilden sich hartnäckige Biofilme, da diese Stellen unzugänglich

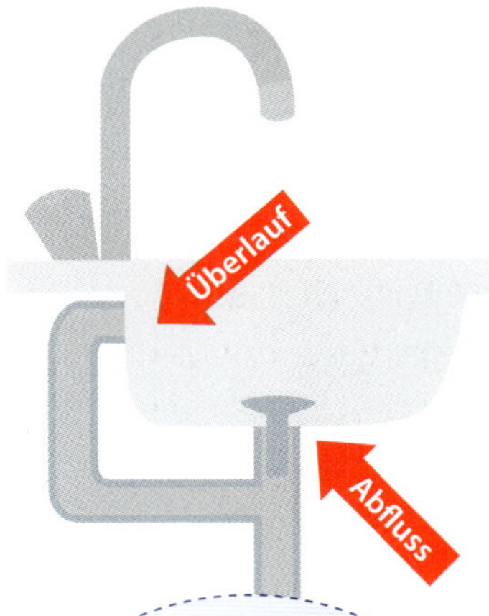

TIPP!

Gießen oder sprühen Sie regelmäßig 8-prozentiges Essigessenz-Wasser in den Überlauf und den Ausguss und lassen Sie dies einige Zeit einwirken. So wird der dortige Biofilm reduziert und unerwünschte Gerüche werden entfernt.

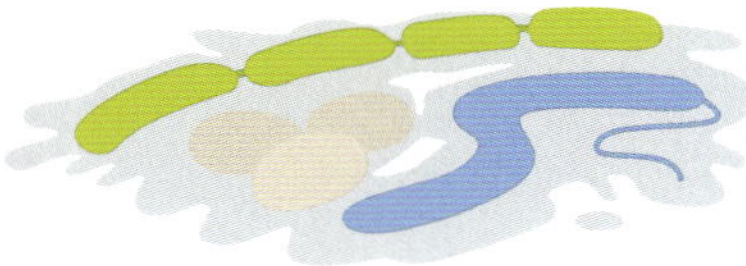

sind und schlecht gereinigt werden können. Diese Bereiche sind dunkel, feucht und nährstoffreich – ideal für das Wachstum von Mikroorganismen.

Oberflächen, Arbeitsplatte und Küchenutensilien reinigen

In aller Regel reicht für die Reinigung von Oberflächen, zum Auswischen von Schränken und ähnlichen Arbeiten Essig- oder Natronwasser, das keim- und geruchshemmend wirkt, und bei stark fetthaltigen Verschmutzungen hilft Wischwasser mit Spülmittel auf Zuckertensid-Basis (die Rezeptur finden Sie auf Seite 101). Das gilt auch für die Reinigung aller Gegenstände wie Messer, Brettchen und so weiter sowie Arbeitsflächen, die mit mikrobiologisch unproblematischen Lebensmitteln in Berührung kommen, soweit sie nicht in die Spülmaschine dürfen.

- Nach der Zubereitung von pflanzlichen oder tierischen Lebensmitteln werden alle damit in Berührung gekommenen Küchenutensilien (Holzbrett, hochwertige Messer etc.), die nicht in die Spülmaschine gehören, mit 70 Grad Celsius heißem Wasser und Spülmittel abgewaschen oder mit 12-prozentiger Essig-Zitronensäure-Zubereitung gereinigt oder besprüht, abgewaschen und gründlich getrocknet.
- Holzbretter luftig trocknen.
- Geschirr, Kunststoffbrettchen und spülmaschinengeeignete Küchenutensilien in der Geschirrspülmaschine mit einem 60-Grad-Programm reinigen.
- Stark zerkratzte Brettchen austauschen, da sich in den Rillen Keime besonders gut vermehren.
- Säureempfindliche Arbeitsflächen wie Marmor und andere Natursteine reinigen Sie statt mit Essig besser mit Natronpulver, das in Wasser aufgelöst wird (2 Teelöffel Natron auf 500 Milliliter Wasser).

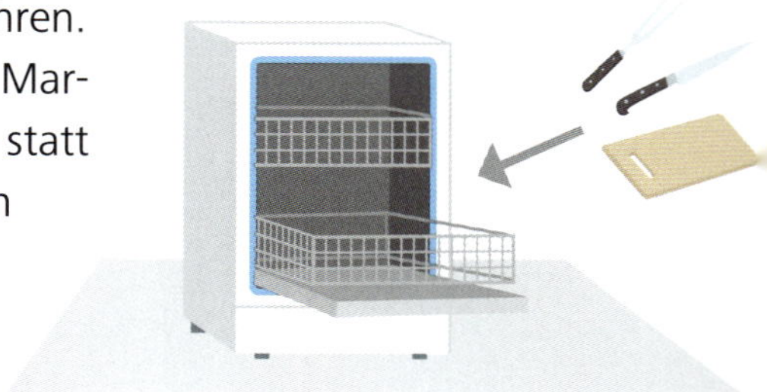

Geschirrspülmaschine – beliebter hygienischer Helfer

Besser als in der Spülmaschine kann man nicht mit der Hand abwaschen – ein Glück, wer eine hat!
Besonders nach der Verarbeitung von rohen Risikolebensmitteln empfiehlt sich die hygienische Reinigung der Küchenhelfer in einem 60-Grad-Programm oder höher. Niedrigtemperatur- und Kurz-Programme können diese Hygiene nicht leisten. Es sei denn, Sie füllen als Klarspüler-Ersatz Essigessenz in den Vorratsbehälter der Geschirrspülmaschine, um die keimreduzierende Wirkung bei niedrigen Temperaturen zu erhöhen.
Ähnlich wie bei der Küchenspüle gibt es aber auch hier Bereiche, die schwer zugänglich sind und bei normalen Spülgängen nicht erreicht oder nicht ausreichend gereinigt werden: Das ist die Türdichtung und das Sieb im Sumpf der Spülmaschine. Besonders am Übergang von geöffneter Tür zum Gerät setzen sich beim Einräumen vom Geschirr herabtropfende Lebensmittelreste fest und bilden die Grundlage für Keimwachstum und Ausbildung eines Biofilmes.
Mit den folgenden Tipps halten Sie Ihre Spülmaschine hygienisch sauber:

- Wischen Sie mit einem mit 8-prozentigem Essigessenz-Wasser getränkten Küchenpapier die verborgene Dichtung am Übergang von der Tür zum Gerät sauber und entsorgen Sie dies direkt. Wischen Sie auch die frei liegenden Dichtungen um die Tür sauber.
- Nehmen Sie regelmäßig das oft fettklebrige Sieb aus dem Sumpf der Maschine heraus und weichen es mit 8-prozentigem Essigessenz-Wasser und Spülmittel ein oder besprühen Sie es damit und schrubben es gründlich ab.
- Der Ersatz von Klarspüler durch Essigessenz kann auch bei niedrigen Temperaturen eine wirksame Keimreduktion erreichen.
- Lassen Sie die Geschirrspülmaschine nach dem Spülvorgang etwas offen stehen, damit die restliche warme, feuchte Luft entweichen kann.

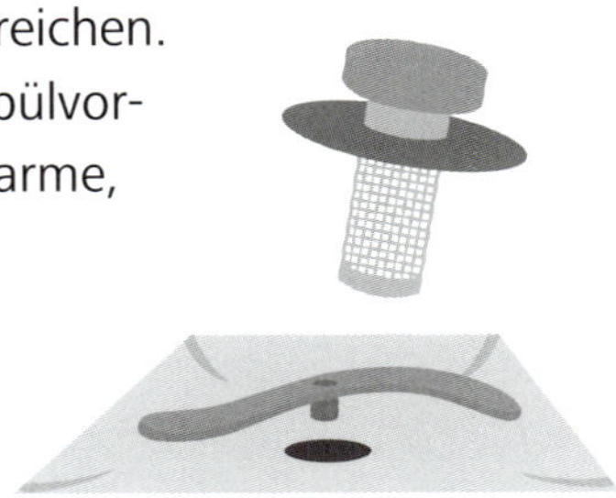

Hygienische Sauberkeit im Kühlschrank

Kühle Temperaturen im Kühlschrank führen zu einer verlangsamten Keimvermehrung in Lebensmitteln und verlängern daher deren Haltbarkeit. Voraussetzung dafür ist das richtige Befüllen des Kühlschranks entsprechend seiner Temperaturzonen.

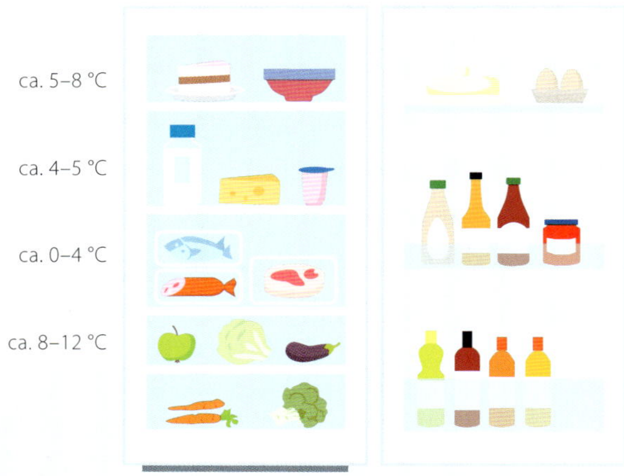

Die verschiedenen Temperaturzonen im Kühlschrank und Empfehlung zur Lagerung Ihrer Vorräte

Wichtig ist auch eine regelmäßige Reinigung, besonders an den kritischen Stellen. In der Erde wachsende Feldfrüchte bringen Pilzsporen und Keime in den Kühlschrank. Auch verkleckerte Lebensmittelreste sind die Basis für Keimwachstum.

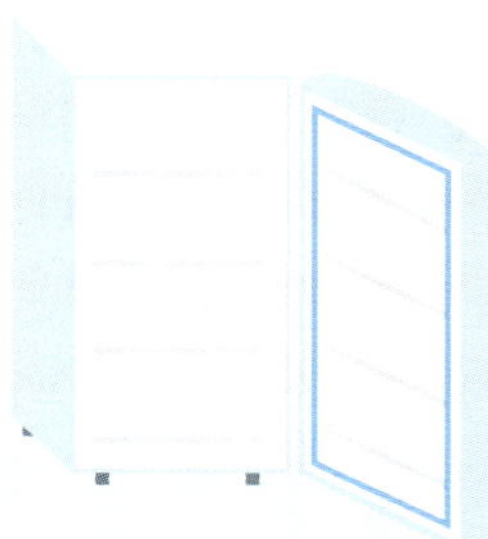

- Kühlschrank alle vier Wochen, das Gemüsefach auch häufiger, mit Essigessenz-Wasser auswischen. Insbesondere Rillen und der Ablaufbereich des Tauwassers an der Geräterückwand

bedürfen gründlicher Reinigung, eventuell mithilfe von Pfeifenputzer oder Wattestäbchen.

- Auch die Gummidichtung des Kühlschranks braucht eine Reinigung mit Essigessenz-Wasser.
- Lebensmittel vollständig abgedeckt aufbewahren – das schützt vor Austrocknung, verhindert Keimübertragung und bremst Gerüche.
- Kühlschranktür nur so oft und so lange öffnen wie unbedingt nötig.
- Nicht zu voll beladen, damit die kalte Luft noch zirkulieren kann.
- Eingelagerte Lebensmittel regelmäßig auf Haltbarkeit und Verderb überprüfen.

Kaffeevollautomat und Kapselmaschine – Biofilme vermeiden

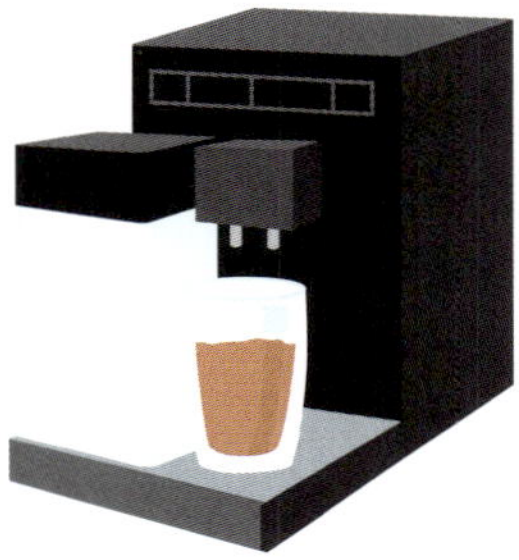

Eine gute Kaffeemaschine brüht mit Temperaturen von 85 bis über 90 Grad Celsius – da sollte doch Keimbelastung im Kaffee kein Thema sein. Oder etwa doch? Keime wachsen gerne nach dem Brühvorgang auf rauen, verkalkten Oberflächen, im schlecht gespülten Milchschlauch, im Auffangbehälter für ausgepresstes Kaffeebohnenpulver oder in der Tropfschale.

- Wassertank täglich mit Frischwasser neu befüllen und bei Bedarf mit Essig- oder Natronwasser reinigen.
- Auffangbehälter für Kaffeesatz und Tropfschale regelmäßig leeren und reinigen.
- Da auf Kalk gerne Keime wachsen, ist Entkalken sogar eine hygienische Maßnahme. Vermindern Sie die Entstehung von Biofilmen im Wasser- oder Milchschlauch durch regelmäßiges Entkalken und Spülen.
- Nach Prüfungen von TÜV NORD ist eine preiswerte Variante zu teuren Spezialentkalkern das Entkalken mit 8-prozentigem Essigessenz-Wasser. Dichtungen und Leitungen werden nicht angegriffen. Bei der Durchführung richten Sie sich ansonsten nach der Anleitung des Maschinenherstellers oder nutzen Sie, wenn vorhanden, das entsprechende Reinigungsprogramm.

Weitere Tipps

- Das Mikrowellen-Gerät mit Essig- oder Natron-Wischwasser auswischen, dies entfernt auch unerwünschte Gerüche.
- Essig-Wischwasser entfernt auch Gerüche in Vorratsschränken oder Abfalleimern. Der Essiggeruch verfliegt nach kurzer Zeit. Abfalleimer mindestens einmal wöchentlich reinigen und Bio-Abfälle am besten täglich entsorgen, damit sich kein Schimmel bildet. Die Behälter nach dem Leeren mit Essig- oder Natronwasser auswaschen und vor dem weiteren Benutzen gut trocknen lassen.
- Angebranntes in Töpfen und Pfannen löst sich nach wenigen Minuten Einweichzeit mit Essigessenz-Wasser besonders gut und Edelstahltöpfe glänzen wieder.
- Eine geruchsneutralere Alternative zu Essigessenz ist Zitronensäure. Sie kann allerdings vor allem auf Glasflächen Schlieren bilden, wenn nicht gründlich nachgewischt wird.
- Entkalken Sie auch Wasserkocher, Eierkocher und andere Geräte mit Essigessenz-Wasser.
- Personen der KASI-Gruppe sollten kritische Speisen nur gut durchgegart verzehren. Nach der Lieferung von Speisen durch einen Lieferservice sollten diese eventuell noch einmal erhitzt werden.

Regel 7: In Bad und WC – ist vieles okay!

Mit der WC- und Badhygiene können wir gelassener umgehen, als es uns die riesige Armada von aggressiven WC- und Hygienereinigern, speziell für das Bad, glauben lässt. Wissenschaftliche Untersuchungen finden immer wieder in Privathaushalten deutlich weniger Keime auf dem Toilettensitz als in der Küchenspüle oder im Waschbeckenabfluss. Bäder und WCs sind heutzutage meist hell, gut belüftet, mit glatten, gefliesten Flächen und Keramikobjekten leicht sauber zu halten und natürlich mit fließendem Wasser zum Abtransport von Schmutz und Keimen ausgestattet.

Im Bad fallen vor allem Kalk- und Fettverschmutzung von Hautfetten und Kosmetika an, dazu Seifen-, Shampoo- und Zahnpastareste. Dies alles schlägt sich nieder auf Waschbecken, Badewanne, Dusche mit Duschwandverkleidung, Fliesen – und dann ist da noch die Toilette!

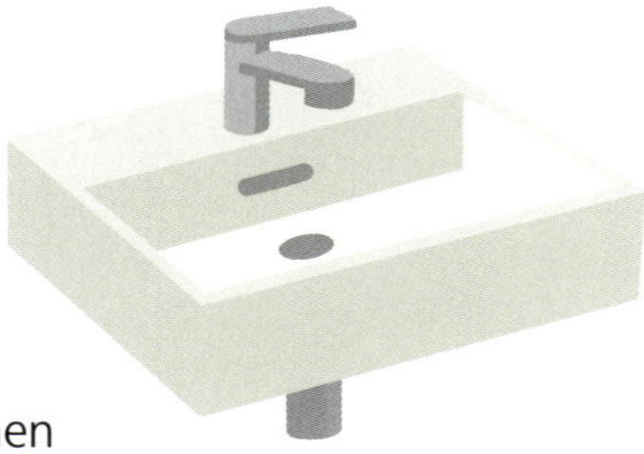

Wenn wir wissenschaftlich nach der mikrobiologischen Belastung vorgehen, dann ist im Badezimmer das Waschbecken der Hotspot. Probleme entstehen beim Waschbecken am Abfluss und am Überlauf. Beide Stellen bieten ideale Plätze für Keimwachstum, denn sie sind schwer zu erreichen, werden aber regelmäßig mit Wasser geflutet. So können hier hartnäckige Biofilme entstehen, also Mikrobenkolonien, die Kalk, Seifen- und Hautreste als willkommene Nahrung nutzen. Mit diesen Stellen haben wir zwar keinen Kontakt, jedoch können sich die dort befindlichen Keime durch schlechten Geruch bemerkbar machen. Bei einem Wasserrückstau werden die Keime in die Wanne oder das Becken zurückgespült und können so in Kontakt mit uns kommen.

Praktische Tipps zur Badreinigung

Für die allgemeine Reinigung des Badezimmers reicht Natron- oder Essigwasser aus, da es eine kalklösende und keimreduzierende Wirkung entfaltet. Bei stark fetthaltigen Verschmutzungen, beispielsweise am Badewannenrand, kann ein Zusatz von Spülmittel auf Zuckertensid-Basis das Reinigen erleichtern. In eine leere Sprühreiniger-Flasche gefüllt, lässt sich so ganz umweltfreundlich ein leichter Schaum auf alle zu reinigenden Oberflächen auftragen – einige Minuten einwirken lassen, abwischen, mit klarem Wasser nachspülen und trocken wischen, fertig!

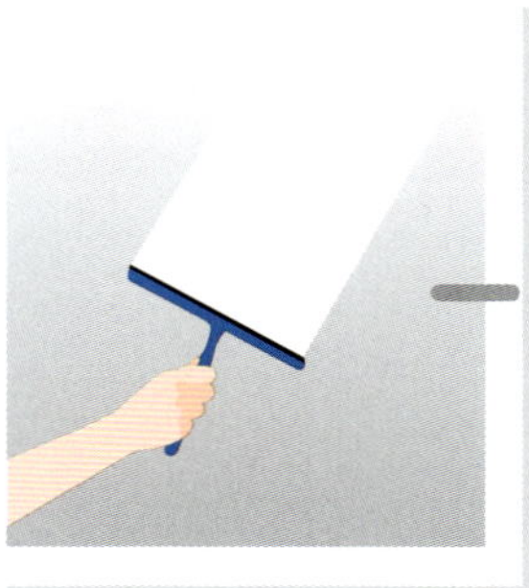

- Als generelle Reihenfolge beim Bad-Putzen empfiehlt sich: Armaturen, Waschbecken, Dusche, Lichtschalter und Türgriff und dann erst das WC!
- Dusch- und Fliesenwände, Spiegel und Fenster werden mit Essig-Wischwasser streifenfrei sauber, denn Essig bindet Kalk.

Beugen Sie Kalkflecken vor, indem Sie direkt nach dem Duschen die Wände der Dusche mit einem Abzieher trocknen.

- Schmutzige und verkalkte Fugen reinigen Sie mit Natronpulver und einem feuchten Schwammtuch.
- Hartnäckige Verschmutzungen an Armaturen mit einem in Essigessenz-Wasser getränkten Tuch umwickeln und einige Stunden oder über Nacht einwirken lassen. Verkalkte Duschköpfe werden in eine mit Essigessenz-Wasser gefüllte Plastiktüte gelegt und mit einem Gummiband verschlossen. Nach einigen Stunden Einwirkzeit ist aller Kalk mit seinen Verkrustungen schonend aufgelöst. Der Duschkopf sieht wieder aus wie neu!

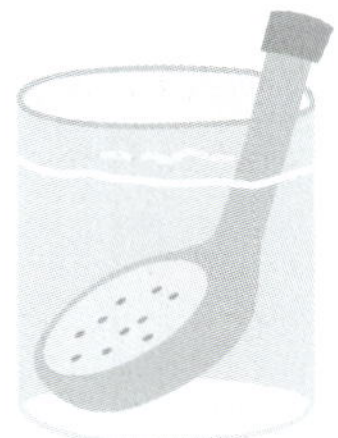

- Ein höheres Maß an Hygiene ist im Bad dann erforderlich, wenn im Haushalt Personen mit ansteckenden Krankheiten leben. Dies ist etwa schon der Fall, wenn ein Familienmitglied mit Fußpilz im Badezimmer barfuß läuft oder schwer erkältet ist. Dann sollte der Fußboden mit 8-prozentigem Essigessenz-Wasser hygienisch sauber gewischt werden. Vergessen Sie nicht das hygienische Abwischen von Türgriffen, Türrahmen, Türblatt im Griffbereich und von Lichtschaltern.
- Marmor oder empfindliche Natursteinfliesen werden allerdings besser mit einer Mischung aus Spülmittel und mit in Wasser aufgelöstem Natronpulver gereinigt (das Rezept für den Natronreiniger finden Sie auf Seite 102).
- Für Bad und WC sowie die Küche stets getrennte Wischtücher und Putzlappen zur Reinigung der Flächen und Böden verwenden.

Praxistipp zur ökologischen Abflussreinigung

Schütten sie zwei bis vier Esslöffel voll Natron in den Abfluss, lassen Sie dies einige Minuten einwirken. Schütten Sie dann eine Tasse voll Essigessenz in den Abfluss. Dabei kommt es unter heftigem Blubbern zu einer Freisetzung von Kohlensäure mit Schaumbildung, die die Verstopfung auflöst. Nach mehreren Minuten Einwirkzeit mit reichlich heißem Wasser nachspülen.

Genaue Richtlinien für einen Handtuchwechsel gibt es nicht!

Handtücher sind ein guter Sammelplatz für Keime und müssen entsprechend häufig ausgetauscht und gewaschen werden. Dies trifft umso mehr zu, wenn sie von mehreren Personen zusammen genutzt werden! In den Schlingen der Frotteeware setzen sich Schmutz, Keime und abgeschuppte Hautzellen fest. Solange das Handtuch feucht ist, können sich Bakterien, Pilze und Viren hier schnell vermehren. Handtücher sollten bei Mehrpersonen-Nutzung täglich gewechselt werden!

- Im Bad nutzt jedes Familienmitglied möglichst sein eigenes Handtuch, jeweils ein separates für Gesicht und eines für die Hände.
- Handtuchwechsel dann etwa alle drei Tage. Badetücher einmal wöchentlich erneuern.
- Haushaltsmitglieder mit ansteckenden Erkrankungen nehmen am besten täglich ein neues Handtuch.
- Handtücher so aufhängen, dass sie schnell trocknen können.
- Handtücher und Waschlappen bis zum Waschen trocken aufbewahren und bei mindestens 60 Grad Celsius hygienisch sauber waschen (siehe Regel 8 ab Seite 80).

Das WC ist besser als sein Ruf

Obwohl durch die Toilette eine große Menge an Umwelt- und Fäkalkeimen fließt, wird unser Kontakt mit Keimen beim Toilettengang auf ein Minimum beschränkt. Moderne Toiletten bestehen aus glatten Keramikoberflächen und sind auf Hygiene konzipiert. Zur regelmäßigen hygienischen Reinigung werden Toilettendeckel und -sitz mit 8-prozentigem Essigessenz-Wasser feucht gewischt und nach zwei Minuten Einwirkzeit trocken gewischt. Dennoch gibt es hier einige Problembereiche:

- Toilettenpapier ist kein 100-prozentiger Schutz vor Keimen. Daher ist Händewaschen und gegebenenfalls das Desinfizieren nach der Toilettennutzung unerlässlich.

- Auf fremden Toiletten ist nur die »Ski-Hocke« eine wirksame Methode, Keimen aus dem Weg zu gehen, denn so kommt kein Kontakt mit der WC-Sitzfläche zustande.
- Vor dem Spülen Toilettendeckel schließen – vor allem auf fremden Toiletten! Durch das Betätigen der Spülung nach dem Stuhlgang werden bis zu 10 000 Mikroorganismen aus der Toilettenschüssel in die Luft geschleudert. Gerade Fäkalkeime sind jedoch nicht ungefährlich und können Krankheiten auslösen! Schließen Sie daher unbedingt den Toilettendeckel, **bevor** Sie die Spültaste drücken! Aus den aktuellen Untersuchungen um das Coronavirus ist bekannt, dass es nicht nur Tröpfchen, sondern auch Aerosole (hier allerfeinste Mikrobenwolken) gibt, die sich im Raum großflächig verteilen. So sind auch Fäkalkeime durch das Spülen mit geöffnetem Toilettendeckel überall im Bad zu finden: Auf der Türklinke, auf dem Boden, an den Wänden, an Handtüchern und auch an der Zahnbürste! Gut, wenn man für das »große Geschäft« ein separates WC nutzen kann – und auch hier bitte den Deckel zum Spülen schließen! Nach dem Spülgang sollte ein Kontrollblick in die Schüssel erfolgen, ob noch Restverschmutzungen mit der WC-Bürste entfernt werden müssen.

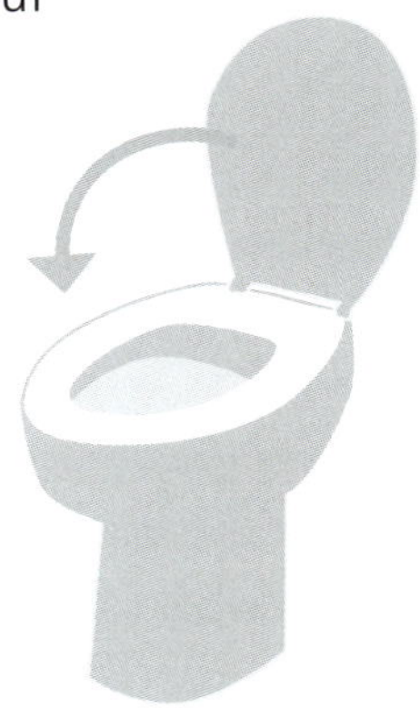

- Unter dem Toilettenrand und auf WC-Steinen bildet sich schnell ein Biofilm. WC-Steine bestehen aus Duftstoffen und Tensiden, damit sie schön schäumen, duften und eine Reinigung vortäuschen. Leider bieten diese Körbchen ideale Voraussetzungen für das Wachsen von Biofilmen. Sie sollten auf deren Gebrauch verzichten!
- Urinstein, hartnäckige Kalkablagerungen und der sich darauf bildende Biofilm wird am besten durch eine 12-prozentige Essig-Zitronensäure-Zubereitung und die WC-Bürste entfernt.
- Nach der Toilettennutzung können kleinste Stuhlreste über die Hände auf die Spültaste übertragen werden. Um ein weiteres Verschleppen der Keime zu verhindern, ist gründliches Händewaschen erforderlich. Die Spülkasten-Taste

sollte regelmäßig mit 8-prozentigem Essigwasser abgewischt werden, ebenso der Griff der Toilettenbürste.

- Infektionskrankheiten (zum Beispiel Magen-Darm-Infekte, Grippe) von Familienmitgliedern erfordern einen erhöhten Reinigungsbedarf. Um ganz sicherzugehen, wendet man dann gern Chlorreiniger an, die eine sehr gute desinfizierende Wirkung, aber auch viele Nachteile haben. Chlorreiniger wirken reizend auf die Atemwege, belasten das Abwasser und sind aggressiv zu Oberflächen und Textilien (Bleichwirkung bei Spritzern) und bei falscher Anwendung kann sogar gefährliches Chlorgas entstehen! Statt Chlor ist der Einsatz von desinfizierender 12-prozentiger Essig-Zitronensäure-Zubereitung zu empfehlen, um Keime zu dezimieren. Ratsam ist es auch, nach einer überstandenen Erkältung oder Grippe seine Zahnbürste zu wechseln, um eine Reinfektion zu vermeiden.
- Im WC-Becken und unter dem Toilettenrand hilft die WC-Bürste beim Reinigen. Eine häufige Nutzung dieser Bürste verhindert die Bildung von Urinsteinablagerungen. Um Kalk- und Urinsteinablagerungen vorzubeugen, gehen Sie folgendermaßen vor: Sprühen Sie 12-prozentige Essig-Zitronensäure-Zubereitung (siehe Seite 104) unter den Rand, schrubben Sie dort mit der WC-Bürste und lassen Sie die Zubereitung mindestens zehn Minuten einwirken. Die Bürste am besten mit in der Essig-Zitronensäure-Lösung stehen lassen, damit auch sie gereinigt wird. Nach dem Einwirken noch einmal durchschrubben und mit Betätigung der Spültaste nachspülen.

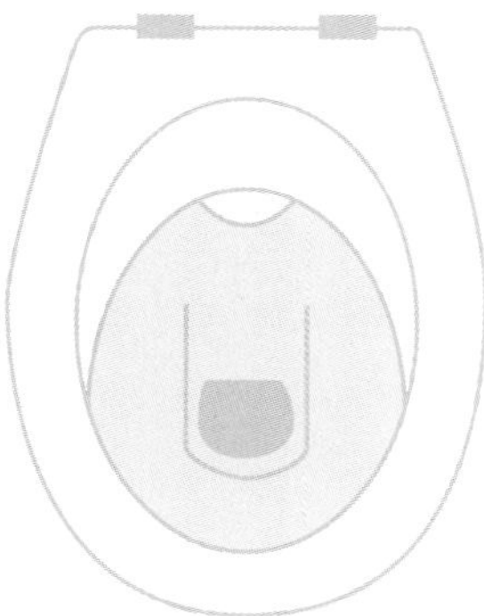

- Nach dem Abwischen von Sitz und Deckel können Sie mit diesem Lappen auch noch den oberen WC-Beckenrand reinigen.
- Es versteht sich von selbst, dass die WC-Reinigung zum Abschluss der Badreinigung erfolgt. Oder für die WC-Reinigung wird generell ein gesonderter Lappen verwendet – nur für diesen Zweck. Dieser wird nach der WC-Reinigung ausgewaschen und landet direkt bei mindestens 60 Grad Celsius in der Waschmaschine oder wird zum Trocknen für den nächsten Waschgang aufgehängt.

Regel 8: Richtige Wäschehygiene spart Waschmittel und Energie

Die Waschmaschine ist aus unserem Leben nicht wegzudenken, denn die mühevolle Arbeit des manuellen Wäschewaschens wurde damit endgültig beendet. Unsere Waschmaschine läuft häufig, denn wir sind an den Luxus sauberer und wohlriechender Wäsche gewöhnt – als klare Signale hygienischer Sauberkeit. Allerdings fordern unser Umweltbewusstsein und die Pflegeempfehlungen moderner, empfindlicher Textilien, dass wir bei immer niedrigeren Temperaturen und ohne Bleiche waschen.

Vollwaschmittel mit Bleiche und Weichspüler mit Parfümstoffen belasten die Umwelt und hohe Temperaturen sind Stromfresser. Verzichten wir auf Bleiche, Weichspüler und drehen wir die Temperatur herunter, dann beginnen die Probleme mit Geruch und Hygiene. Bei modernen Fasern oder Feinwäsche, wie Wolle und Seide, ist eine geringere Temperatur für den Faserschutz notwendig. Wir waschen überwiegend mit Flüssigwaschmitteln, die wenig für die Hygiene leisten, da die Bleiche fehlt. Moderne Weichspüler können uns mit ihrem attraktiven Duft nur Frische und Reinheit vortäuschen.

Hygienisch saubere Wäsche ist immer dann notwendig, wenn KASIs im Hause leben, wenn Magen-Darm- oder andere Infektionen grassieren oder Pilzerkrankungen bekannt sind. Und das betrifft nicht nur weiße Baumwolle, sondern auch Bunt- und Feinwäsche aus Synthetik, Wolle oder Seide. Moderne Hygienespüler mit Wirkstoffen auf chemischer QUAT-Basis – das sind antimikrobielle Wirkstoffe wie Benzalkoniumchlorid und Didecyldimethylammoniumchlorid – wirken gegen bestimmte Bakterien, Pilze, Hefen und Algen, in geringerem Maße auch bei Viren. Allerdings können sie Hautreizungen auslösen und sind problematisch für die Umwelt und daher nicht zu empfehlen.

Ein Geheimtipp von früher – wissenschaftlich bestätigt

Ein Geheimtipp der Oma hält wieder Einzug ins moderne Wäschewaschen: Essig zur Wäschepflege. Die Zugabe von Essig entkalkt die Maschine, verstärkt die Hygiene und erlaubt das Waschen bei niedrigeren Temperaturen. Was bis vor Kurzem nur ein Tipp war, ist mittlerweile in wissenschaftlichen Studien nachgewiesen worden.

Hygienische Wäschepflege

	Feinwäsche Synthetik, Seide, Wolle	**Buntwäsche** Bunte Baumwolle	**Kochwäsche** Weiße Baumwolle Krankenwäsche
Waschergebnis	Sauber	Hygienisch sauber	Desinfektion
Temperatur	40 °C	60 °C	90 °C
Waschmittel	Feinwaschmittel	Buntwaschmittel	Vollwaschmittel
Problem	Bakterielle Belastung Schweißgeruch	Bakterielle Belastung	Farben bleichen aus, hoher Strombedarf

NEU mit Essigzugabe:

Temperatur	30 °C	40 °C	60 °C
Waschmittel	Feinwaschmittel	Buntwaschmittel	Buntwaschmittel
Ergebnis	Hygienische Sauberkeit	Hygienische Sauberkeit	Farberhalt
	Schweißgeruch vermindert		Hygiene (Desinfektion)

Schon die Zugabe einer Tasse Essigessenz zum Hauptwaschgang erzeugt in der Waschtrommel ein saures Milieu, das Mikroben deutlich reduziert und so Hygiene schafft. Gleichzeitig ist Essig ein guter Kalklöser. Das Wasser wird weicher und die Waschleistung des Waschmittels nimmt zu. Bei regelmäßigem Einsatz von Essigessenz kann der Heizstab der Waschmaschine nicht verkalken. Das spart bis zu 50 Prozent Energie ein. Die Kraft des Essigs löst auch den Kalk von der Faser und macht die Wäsche weicher. Die immer wieder aufkommende Warnung, Essigessenz schädige die Dichtungen der Maschine, ist völlig unbegründet. Der TÜV NORD hat dies in einem Gutachten widerlegt.

Weitere Praxistipps

- Der Zusatz einer Tasse (ca. 120 Milliliter) Essigessenz zu jedem Waschgang ermöglicht die Absenkung der Temperatur und eine deutliche Energieeinsparung.

- Essigessenz senkt die Wasserhärte des Wassers und ermöglicht, die Waschmitteldosierung auf die Empfehlung für weiches Wasser zu reduzieren.
- So sparen Sie 20 bis 30 Prozent Waschmittel ein und entlasten über Energie- und Waschmitteleinsparung unsere Umwelt.
- Stark verschwitzte Sportwäsche, die nicht direkt gewaschen werden kann, im Achselbereich und anderen stark verschwitzten Stellen mit 8-prozentigem Essigessenz-Wasser einsprühen und bis zum nächsten Waschgang trocknen lassen.

Problemzonen der Waschmaschine

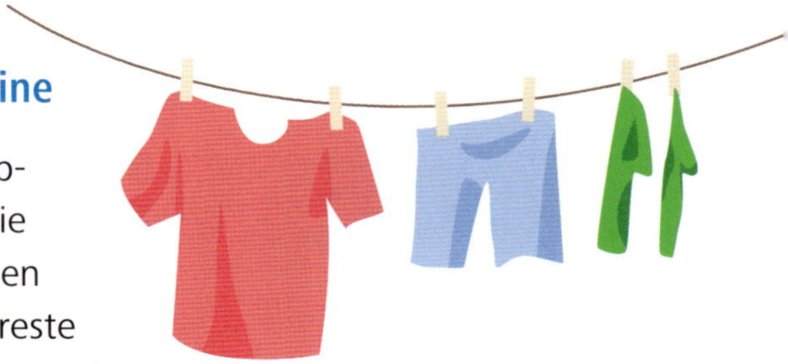

Trotzdem gibt es immer noch Problemzonen in der Waschmaschine: die Einspülkammer und die Dichtungen rund um das Bullauge. Waschmittelreste in diesen Verstecken bieten einen guten Nährboden für Bakterien und Pilze, und diese wachsen im Verborgenen gern zu einem Biofilm, der entsprechend schwer zu beseitigen ist. So entsteht ein muffiger Geruch in der Maschine und manchmal sogar in der Wäsche. Deshalb ist es notwendig, die Einspülkammer und die Dichtungen mit 8-prozentigem Essigessenz-Wasser zu reinigen und damit die Mikroben zu beseitigen. Nach jedem Waschgang sollten die Kammer und das Bullauge offen stehen, um eine Trocknung zu erreichen, die zu einer endgültigen Keimreduzierung führt. Eine durch Essig entkalkte Waschmaschine bietet auch verbliebenen Keimen keinen Nährboden zum Überleben.

Weichspüler, Hygienespüler, Maschinenentkalker oder Maschinenreiniger sind bei einer regelmäßigen Verwendung von Essig mikrobiologisch nicht notwendig.

Weitere Praxistipps

Natur Hygiene

Ziehen Sie regelmäßig die Schublade für die Waschmittelzugabe ganz heraus und reinigen Sie diese. Kontrollieren Sie auch, ob es im Schubfach selbst Ablagerungen von Waschmittelresten gibt, die die Grundlage für Mikrobenwachstum bilden.

Häufig lagert sich hier nämlich ein Biofilm an, der zu ständiger Keimverschleppung in die Maschine führt und damit Geruchsprobleme auslöst. Reinigen Sie diesen Bereich sehr effektiv mit einem Essigspray.

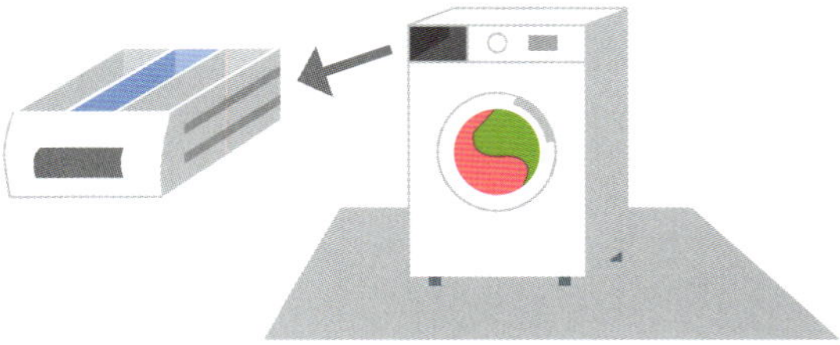

TIPPS

Lassen Sie nach Beendigung des Waschganges Schublade und Bullauge beziehungsweise die Gerätetür offen, damit das Gerät austrocknen kann.

Kontrollieren Sie regelmäßig die Gummidichtung um das Bullauge und entfernen Sie sich hier ansammelnde Münzen, Haarklammern etc. Wischen Sie die Dichtung mit Essigwasser sauber.

Doch was ist mit dem Essiggeruch?

Nach dem Waschen und besonders nach dem Trocknen verfliegt der Essiggeruch fast vollständig. Wer eine Beduftung der Wäsche möchte, kann natürliche ätherische Öle wie beispielsweise Lavendelöl mit etwas Wasser in die Weichspülkammer füllen. Diese Duftkomponente wird im letzten Spülgang automatisch von der Maschine dazugegeben.
Leider sind ätherische Öle flüchtig. Ein Lavendel- oder Kräutersäckchen – zusätzlich mit Lavendelöl beträufelt – schafft einen angenehmen Duft im Wäscheschrank und vertreibt außerdem Kleidermotten. Bitte beachten Sie mögliche allergische Reaktionen auf ätherische Öle!

Regel 9: Hygiene to go! Hygiene für unterwegs und auf Reisen

Wenn wir unsere Wohnung verlassen und uns draußen mit genügend Abstand zu anderen Menschen aufhalten, sind wir relativ gut geschützt. Das ändert sich, wenn wir Bus, Bahn oder das Flugzeug benutzen, wenn wir in Restaurants gehen oder in einem Hotelzimmer übernachten. Es gibt aber genügend Natur-Hygiene-Maßnahmen wie Abstandhalten, Handhygiene und eine Stärkung des Immunsystems, um ein gesundes und nachhaltiges Reisen zu ermöglichen.

ÖPNV in Grippezeiten – eine tägliche Herausforderung

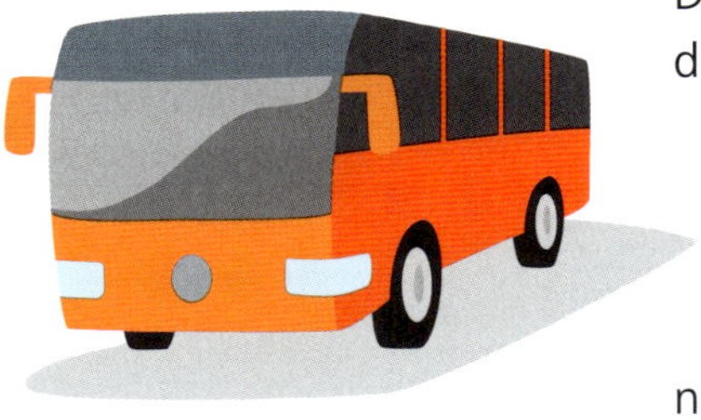

Die Grippe ist eine Infektionskrankheit, mit der sich jedes Jahr in Deutschland viele Tausend Menschen anstecken und die im besonders schweren Grippe-Winter 2017/18 etwa 25 000 Todesfälle forderte. Wenn wir den ÖPNV (öffentlicher Personennahverkehr) benutzen, steigt das Ansteckungsrisiko in Zeiten einer Epidemie deutlich an. Denn wir können nicht immer genügend Distanz wahren, sollten daher stets Masken tragen und die Nies-Etikette einhalten. Wir brauchen ein starkes Immunsystem durch richtige Ernährung, Bewegung und Ruhe. Wir müssen unsere Schleimhäute feucht und warm halten (zum Beispiel durch Tee to go), unseren Säureschutzmantel der Haut pflegen – und nach der Unternehmung ist Handhygiene angesagt. Dann haut uns auch eine Fahrt in der überfüllten Straßenbahn nicht um.

Mit Flugzeugen können Keime weit reisen

Das Flugzeug ist wie der ÖPNV ein Risikobereich. Entlang der großen Flugrouten können sich Krankheitserreger weltweit ausbreiten, denn mehr als drei Milliarden Menschen nutzen Flugzeuge zwischen 4000 Flughäfen rund um den Globus. Es gelten dieselben Empfehlungen wie in Bus und Bahn: Distanz, Handhygiene und körpereigene Immunabwehr stärken. Besonders zu beachten ist das Ein- und Aussteigen im Flugzeug, da an diesen Stellen regelmäßig die nötige Distanz nur schwer eingehalten werden kann. Während des Fluges schaffen die Hochleistungsfilter (HEPA) eine hygienische Luft. Die höchste Keimbelastung im Flugzeug wurde auf den Klapptischen gefunden. Hier kann ein selbst gemachtes Reise-Hygienespray (siehe Seite 105) Abhilfe schaffen.

Wie hygienisch sind Hotelzimmer?

Natürlich werden Hotelzimmer nach jedem Gast gereinigt, doch durchschnittlich nur etwa 30 Minuten lang und oft nur mit einem Lappen für mehrere Zim-

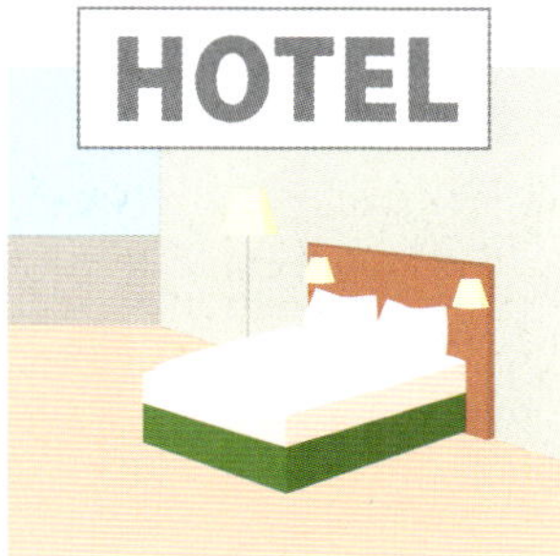

mer. Eine amerikanische Studie hat auf 81 Prozent der Oberflächen in Hotelzimmern Fäkalkeime gefunden. Aussehen und Geruch sind leider kein guter Indikator für die Sauberkeit von Hotelzimmern. Hygiene-Hotspots im Hotel sind:

- Reinigungstücher und Wischmopp des Reinigungspersonals, mit denen Keime von einem Zimmer zum anderen übertragen werden.
- Das Waschbecken, denn in den Ritzen und Abflüssen sammeln sich die Bakterien und Viren von vielen Gästen. Es herrscht eine deutlich höhere Belastung als zu Hause! Hier sind Hygienemaßnahmen oft nötig!
- Der Hotelfön versteckt nicht nur viele Mikroben in seinem Inneren, er bläst diese auch heraus und verteilt sie im ganzen Bad. Am besten reisen Sie mit einem eigenen Reisefön.
- Der Fußboden im Bad und im Zimmer kann mikrobiell belastet sein. Deshalb ist es wichtig, Badeschuhe oder Hotelslipper zu tragen, um Fußpilz-Infektionen zu vermeiden.
- Die Tagesdecke auf dem Bett ist häufig mit Keimen belastet, denn vieles wird auf ihr abgelegt und sie wird nur selten nach jedem Gast gewaschen. Entfernen Sie die Decke beim Betreten des Zimmers vom Bett.
- Auf den Oberflächen von Lichtschaltern, Telefonen und Fernbedienungen lauern Keime, da sie nicht immer nach jedem Gast desinfiziert werden.
- Der Toilettensitz ist dagegen eines der keimärmeren Orte im Hotelzimmer. Die Gefahr liegt hier auch wieder bei der Spülung, die die Keime vom Toilettenspülrand in die Luft schleudert. Deshalb gilt auch im Hotel: Deckel nach WC-Nutzung und vor dem Spülen schließen!

Essen und trinken unterwegs

Für Restaurants findet EU-weit das HACCP-Konzept (Hygienekonzept für Gefahrenanalyse und kritische Kontrollpunkte) Anwendung und ist in seinen Grund-

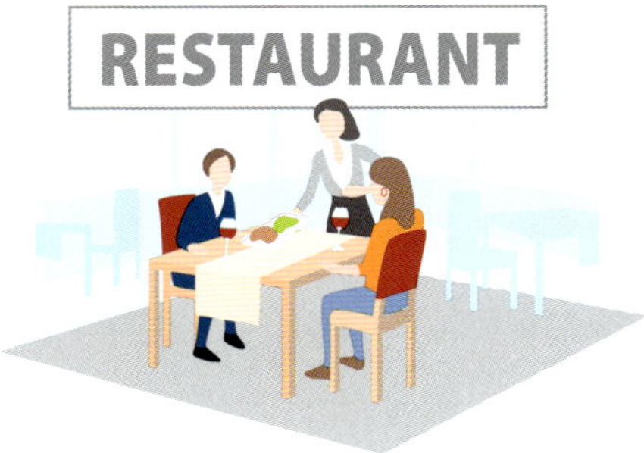

sätzen verpflichtend für alle Betriebe. Restaurants sind also angehalten, Hygieneregeln für Personal, Lebensmittel und Küche einzuhalten.

Dennoch: Gläser, Geschirr und Besteck, das nicht heiß genug und ausreichend lange gereinigt wurde, kann hier problematisch sein und zu Keimübertragung von Gast zu Gast führen. Mikrobiologen empfehlen deshalb Getränke aus der Flasche oder umweltfreundliche Strohhalme, da besonders Gläser oft nur kurz und nicht heiß genug gereinigt werden. Denken Sie beispielsweise an Biergläser, die nur kurz über die Gläserspülbürste bewegt werden! Wie oft haften noch alte Lippenstiftreste am Weinglasrand?
Rohkost, Salate oder rohes Fleisch wie Tatar oder roher Fisch wie Sushi sind besonders anfällig gegenüber Keimen. Verzichten Sie bei heißem Klima und in Infektionszeiten auf diese Speisen und wählen Sie gekochte Speisen, die möglichst noch heiß (mit 60 Grad Celsius) am Tisch serviert werden.

Essen auf Rädern

Es wird immer populärer, sich Essen bringen zu lassen. Ältere Menschen sind darauf oft angewiesen, aber auch Jüngere greifen gerne auf Lieferservices zurück. Lauern auch hier Hygieneprobleme? Leider ja! Die Probleme nehmen zu, wenn Sie sich Rohkost wie Salate oder rohes Fleisch (Carpaccio) und Fisch (Sushi) liefern lassen, wenn das Küchenpersonal die Hygieneregeln nicht korrekt einhält und wenn die Kühl- oder die Warmhaltekette durch den Lieferanten nicht vollständig eingehalten wird. Sie sollten dann das Essen nochmals über 70 Grad Celsius erhitzen und heiß auf den Tisch bringen. Bei Rohkost können Sie mit einer 12-prozentigen Essig-Zitronensäure-Zubereitung die Keimzahl deutlich reduzieren.

Auf Fernreisen: »Peel it, cook it or leave it.« Neu: »Spray it!«

Zum Reisen gehört das Kennenlernen fremder Küche und ihrer exotischen Köstlichkeiten. Aber in Wärme und Feuchtigkeit vermehren sich Keime besonders schnell. Problematisch sind hier Keime, an die wir nicht gewöhnt sind, daher machen sie uns Probleme. Wollen Sie Magen-Darm-Problemen aus dem Wege gehen, dann gibt es folgende Dinge zu beachten:

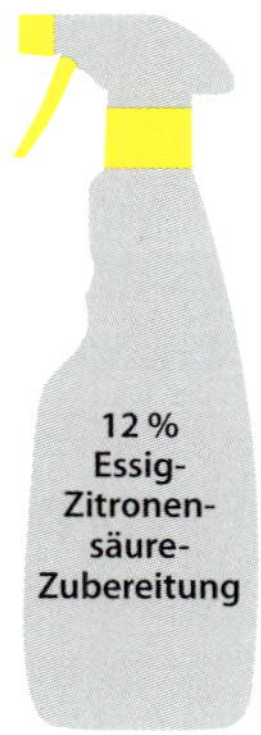

- Vermeiden Sie den Verzehr nicht erhitzter Lebensmittel. Speisen sollten bei mindestens 70 Grad Celsius für drei Minuten gut (durch-)erhitzt sein.
- Salate und rohes Gemüse meiden oder mit einer 12-prozentigen Essig-Zitronensäure-Zubereitung rundherum einsprühen, drei bis fünf Minuten einwirken lassen und damit eventuelle Keime stark reduzieren.
- Schälen Sie rohes Obst oder waschen Sie es mit einer Essig-Zitronensäure-Zubereitung ab. Lassen Sie diese einige Minuten einwirken, dann mit sauberem Trinkwasser aus der Flasche abspülen oder den Essig abtupfen. Eventuelle Reste können problemlos mit verzehrt werden.
- Wasser aus der Wasserleitung stets abkochen oder Wasser nur aus frisch geöffneten Wasserflaschen verwenden, auch zum Zähneputzen.
- Eiswürfel in Getränken meiden.
- Handwerklich hergestelltes Speiseeis kann in tropischen Ländern bedenklich sein.
- Warnungen der Reiseleitung zu bestimmten Speisen oder Restaurants unbedingt Folge leisten.

Regel 10: Wenn Sie nicht leiden – das Krankenhaus meiden!

Ein Krankenhausaufenthalt oder Besuch ist keineswegs gefahrlos. Das gilt für Patienten, Pflegekräfte, Ärzte und Ärztinnen und BesucherInnen. Eine besondere Risikogruppe im Krankenhaus sind Patienten und Patientinnen mit geschwächtem Immunsystem. Da im Krankenhaus viele Eingriffe in den Körper stattfinden, können Keime direkt in den Körper und ins Blut gelangen und dort zu einer Blutvergiftung führen. Nach Angaben des Robert Koch-Institutes gibt es 400 000 bis 600 000 im Krankenhaus übertragene Infektionen, wie Lungenentzündungen, Harnwegs- und Wundinfektionen, mit bis zu 20 000 Toten jedes Jahr. Deshalb sind auch die Hygienemaßnahmen im Krankenhaus von extremer Bedeutung. Spezielle Abteilungen und Fachkräfte kümmern sich um eine gezielte und angemessene Hygiene, der Sie unbedingt Folge leisten müssen.

Der wichtigste Natur-Hygiene-Tipp ist Distanz. Halten Sie Distanz zum Krankenhaus und reduzieren Sie vermeidbare Aufenthalte. Und halten Sie Distanz im Krankenhaus durch Abstand zu anderen Personen. Wenn Sie die Abstandsregel nicht einhalten können, tragen Sie eine Maske und achten Sie auf Handhygiene. Handhygiene ist wichtig, um Patienten und Patientinnen vor den Keimen des Pflegepersonals, der Ärzte und Besucher zu schützen. Dies gilt besonders, um die Übertragung von multiresistenten Keimen zu verhindern. Die Entstehung antibiotikaresistenter Keime, wie MRSA, ist eine gefährliche Entwicklung, da sie Ärzten die wichtige Medikamentengruppe der Antibiotika gegen schwere Infektionen unwirksam macht.

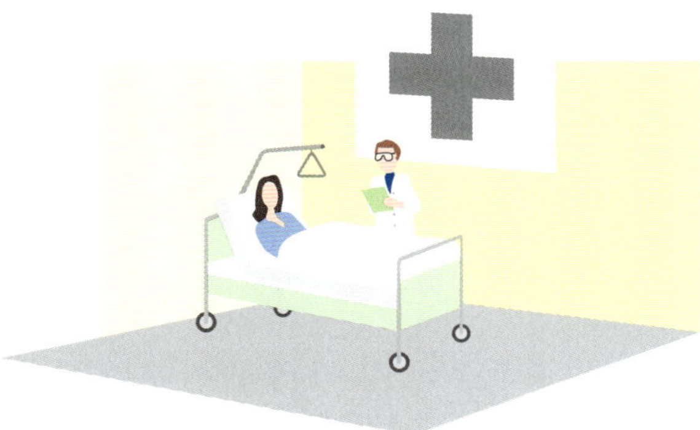

Antibiotika können lebensrettend sein! Aber nehmen Sie Antibiotika nur, wenn es absolut notwendig ist, und auf Verordnung durch Ihren Arzt oder Ihre Ärztin ein. Halten Sie sich dann genau an die empfohlene Dosierung und Einnahmedauer. Bei Virusinfektionen wie einer normalen Erkältung oder Grippe sind Antibiotika ohnehin wirkungslos, sie wirken nur gegen Bakterien. Antibiotika bekämpfen im Idealfall schädliche Bakterien, die eine schwere Entzündung auslösen. Dabei wirken sie ähnlich wie Unkrautvernichtungsmittel, die nicht zwischen Gut und Böse unterscheiden: Antibiotika schädigen neben krankheitserregenden Bakterien auch die Vielfalt unserer nützlichen Darmmikroben. Da diese Mikroben eine wichtige Rolle bei der Immunabwehr spielen, schwächt eine Antibiotikaeinnahme das Immunsystem. Denn es dauert bis zu einem halben Jahr, bis sich das Mikrobiom wieder vollständig erholt! Verzehren Sie während und nach einer notwendigen Antibiotikatherapie genügend mikrobiomfreundliche Lebensmittel wie zum Beispiel rohes Sauerkraut, um die Darmflora wieder neu aufzubauen! Oder besprechen Sie mit Ihrem Arzt, dies mit entsprechenden Präparaten zu unterstützen (siehe auch bei Regel 1 die »Praxistipps für mehr Darmgesundheit« auf den Seiten 31–32).

In der üblichen Massentierhaltung werden dreimal so viel Antibiotika eingesetzt wie in der Humanmedizin. Wenn Sie Fleisch essen möchten, dann bevorzugen Sie Bio-Fleisch. Bei biologischer Tierhaltung ist eine präventive Verabreichung von Antibiotika nicht erlaubt und die Tiere werden insgesamt tierfreundlicher gehalten.
Stärken Sie Ihr Immunsystem durch richtige Ernährung, ausreichend Bewegung und Stressvermeidung, dann erhöhen Sie die Chance, lange gesund zu bleiben, und Sie können den wichtigsten Natur-Hygiene-Tipp befolgen: Meiden Sie das Krankenhaus!
Bei ernsthaften gesundheitlichen Problemen oder notwendigen Besuchen bei Angehörigen oder von Angehörigen im Krankenhaus geht dies natürlich nicht. Achten Sie dann auf Abstand, nutzen Sie einen Mund-Nasen-Schutz und beachten Sie die erforderliche Handhygiene.
Bleiben Sie gesund!

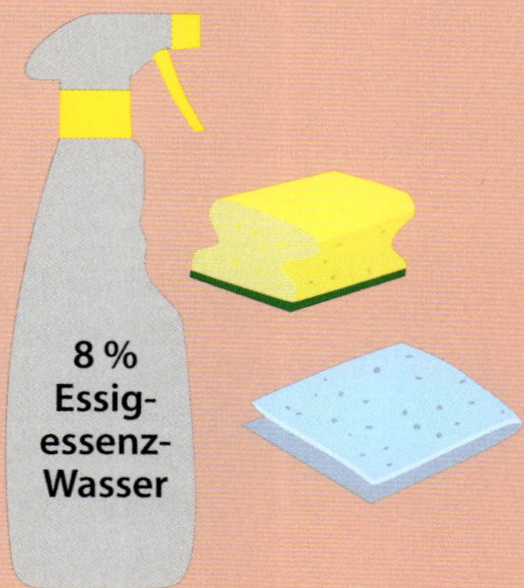

KAPITEL 3
Hygiene-Hotspots und Hygienemittel

Hygiene-Hotspots

Wir haben im letzten Kapitel gelernt, dass im Haushalt Sauberkeit durch übliches Putzen im Wesentlichen ausreicht, Hygiene nur in bestimmten Bereichen und Desinfektion nur in Ausnahmefällen notwendig sind. All dies gelingt ohne aggressive Spezialreiniger. Wir brauchen nur gezielte, angemessen wirksame Hygienemaßnahmen, um ein gesundes und vitales Leben im Einklang mit unserem Mikrobiom im Wohnbereich, auf der Haut und im Darm führen zu können.
Weniger als 1 Prozent aller Mikroorganismen sind für den Menschen gefährlich, sie können uns mit Krankheiten infizieren, Lebensmittelvergiftungen und Allergien auslösen. In diesem Kapitel wollen wir ganz gezielt diese Gefahrenherde, neudeutsch Hotspots, ansehen, denn an diesen Stellen kann mangelnde oder inkonsequente Hygiene Krankheiten verursachen.

Hartnäckige Biofilme als ständige Keimquelle

Es sind oft die dunklen, feuchten und schwer zugänglichen Stellen im Haushalt, an denen sich Keime verstecken und dann Biofilme ausbilden. In diesen schleimigen Filmen leben meist mehrere verschiedene Mikrobengattungen zusammen und bilden eine Lebensgemeinschaft. Sie schützen sich durch einen dichten Schleim, die Matrix, vor äußeren Einflüssen wie Reinigungsmitteln, UV-Strahlung oder Austrocknung. Biofilme im Haushalt sind eine ständige, potenzielle Kontaminationsquelle. So kann ein Schneidebrett mit einer tieferen Kerbe ein solcher Hotspot werden, wenn bei ungenügender Reinigung sich in der Kerbe Keime vermehren und einen Biofilm ausbilden. Bei jeder Benutzung des Schneidebrettes verunreinigen diese Keime dann die darauf befindlichen Lebensmittel. Lebensmittel sind ein idealer Nährboden für Mikroorganismen, besonders wenn es feucht und warm ist. Dann vermehren sie sich explosionsartig. Unter guten Bedingungen für Mikroorganismen können aus 100 Keimen innerhalb von fünf Stunden über drei Millionen Keime werden. Bei einer solch hohen Keimanzahl in einer Speise sind dann unsere körpereigenen Abwehrkräfte überfordert, wir infizieren uns oder werden durch Bakterientoxine krank.

Ich habe bisher immer wieder darauf hingewiesen, dass die hygienischen Anforderungen stark steigen, wenn schutzbedürftige Personen oder Haustiere im Haushalt leben. Dann sollte an kritischen Stellen Desinfektion, also eine Keimreduktion um fünf 10er-Potenzen, angestrebt werden. Hierdurch sinkt die Keimanzahl des obigen Beispiels von drei Millionen innerhalb von fünf Minuten auf weniger als 30 Keime ab. Um dies zu erreichen, ist eine besonders gründliche mechanische Reinigung mit mindestens 70 Grad Celsius heißem Wasser über mindestens drei Minuten nötig oder die Desinfektion beispielsweise mit einer 12-prozentigen Essig-Zitronensäure-Zubereitung über die gleiche Zeit.

Hygiene-Hotspots im Haushalt

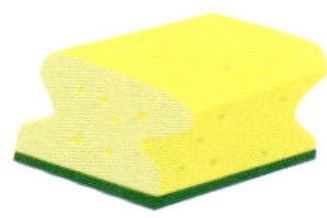

Im Folgenden finden Sie die in den Regeln bereits erwähnten häufigsten Hotspots im Haushalt kurz zusammengefasst:

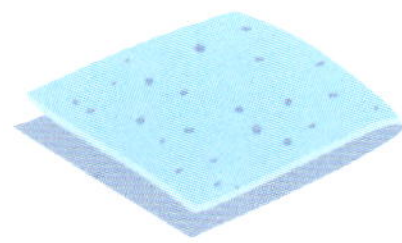

1. Küchenlappen und Küchenschwamm

Untersuchungen haben den Küchenschwamm als größte Keimschleuder im Haushalt ermittelt. Der Schwamm oder Lappen bleibt oft feucht liegen, an und in ihm haften Nahrungsmittelreste, und dies bietet in der warmen Küche ideale Bedingungen für explosionsartiges Keimwachstum.

Tipp

- Beginnen Sie jede Reinigung mit einem frischen, sauberen Lappen. Nur für hartnäckige Verschmutzungen nutzen Sie einen Topfreiniger-Schwamm.
- Waschen Sie Küchenlappen und Schwamm mindestens einmal wöchentlich mit einem 60-Grad-Programm. Oder baden Sie Lappen und Schwamm auch zwischendurch drei bis fünf Minuten in 8-prozentigem Essigessenz-Wasser oder bei hygienisch kritischen Verschmutzungen in 12-prozentiger Essig-Zitronensäure-Zubereitung. Hängen Sie ihn nach Gebrauch gut ausgewaschen und ausgewrungen zum Trocknen auf. Lesen Sie hierzu auch noch einmal unter Regel 6 auf den Seiten 68 und 69 nach.

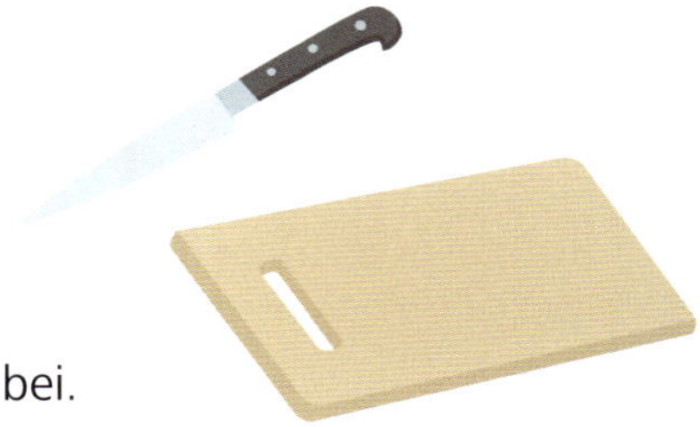

2. Küchenutensilien

Küchengerätschaften, bei deren Nutzung nicht auf hygienische Handhabung geachtet wird, tragen schnell zu Keimverschleppung und damit Kreuzkontamination auf andere Lebensmittel bei.

Tipp

- Messer, Brettchen und andere Gegenstände nach Kontakt mit rohen pflanzlichen oder tierischen Lebensmitteln sofort in die Spülmaschine einsortieren und bald anstellen oder hygienisch waschen mit 8-prozentigem Essigessenz-Wasser oder desinfizieren mit 12-prozentiger Essig-Zitronensäure-Zubereitung. Lesen Sie hierzu auch noch einmal unter Regel 6 auf Seite 70 nach.
- Hand- und Geschirrtuch entsprechend häufig erneuern. Siehe Regel 7 auf Seite 77.

3. Biofilme lieben Überlauf und Abfluss!

Bei Küchenspüle, Waschbecken, Dusche und Badewanne bilden sich in Abfluss und Überlauf hartnäckige Biofilme. Erst einmal haben wir mit diesen Stellen keinen Kontakt. Aber Keime können sich durch schlechten Geruch bemerkbar machen. Oder bei einem Wasserrückstau werden Keime in die Wanne oder das Becken zurückgespült und kommen so in Kontakt mit uns oder mit in der Spüle abgelegten Küchenutensilien.

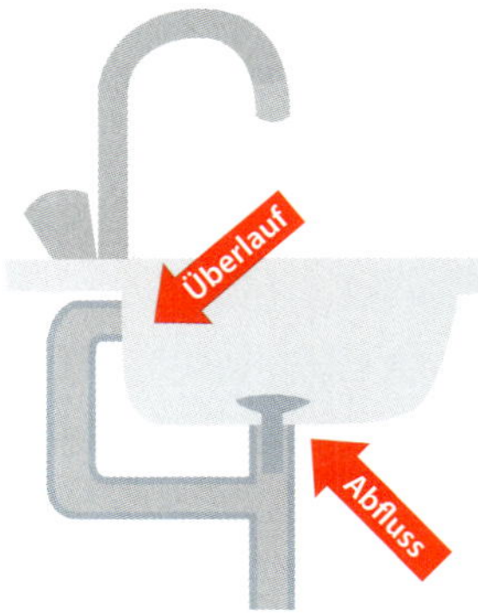

Tipp

- Sprühen Sie 8-prozentiges Essigessenz-Wasser mit einer Sprühflasche in das Überlauf-Loch und den Abfluss. So vermindern Sie die Keimbelastung und Gerüche an diesen schwer erreichbaren Stellen. Siehe auch die Hinweise unter Regel 6 auf Seite 69. Eine Anleitung für ökologische Abflussreinigung finden Sie auch bei Regel 7 auf Seite 76.

4. Rohkost – der Feind in meinem Salat

Salate, Gemüse, Sprossen und Beeren – alle bodennah wachsenden Sorten können mit Keimen belastet sein. Ebenso fertig gekaufte Schnittsalate und vorgeschnittenes Obst.

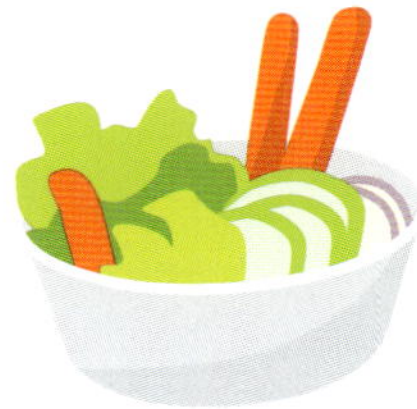

Tipp

- Pflanzenschutzmittel und Umweltverschmutzungen lassen sich mit Natron- oder Essigwasser besonders gut entfernen.
- Hygienisches Waschen mit 8-prozentigem Essigessenz-Wasser vermeidet Magen-Darm-Probleme. Lesen Sie hierzu auch die Hinweise unter Regel 4 ab Seite 50.

5. Keime auf Fleisch sind keine Seltenheit!

Bei der Zerlegung von Schlachttieren gelangen besonders bei Schweinefleisch oft Keime auf die Oberfläche von Fleischstücken und so auch auf Bratenstück, Kotelett und rohe Fleischprodukte.

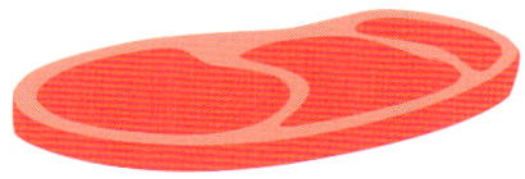

Tipp

- Ein hygienischer Umgang bei der Zubereitung samt ausreichendem Durchgaren vermeidet unangenehme Folgen. Lesen Sie hierzu auch die Hinweise unter Regel 5 ab Seite 58.

6. Geflügelfleisch, Eier und Gerichte mit rohem Ei – es gelten besondere Hygieneregeln!

Geflügel und Co. sind häufig mit Campylobacter-Bakterien oder Salmonellen belastet.

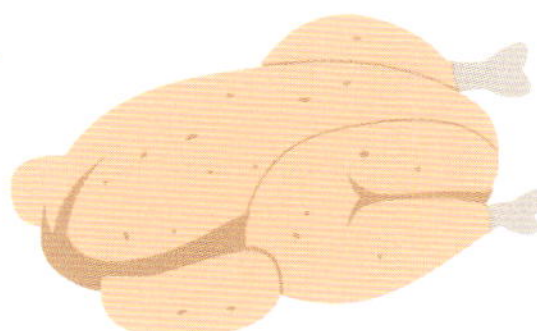

Tipp

- Die Zubereitung von Geflügel, besonders Puten- oder Hähnchenfleisch, und Eierspeisen bedarf sorgfältiger Küchenhygiene, angefangen vom eventuellen Auftauen, Zubereiten,

Zwischenkühlen bis zum völligen Durchgaren und Reinigen der verwendeten Küchenutensilien. Lesen Sie hierzu auch die Hinweise unter Regel 5 ab Seite 58.

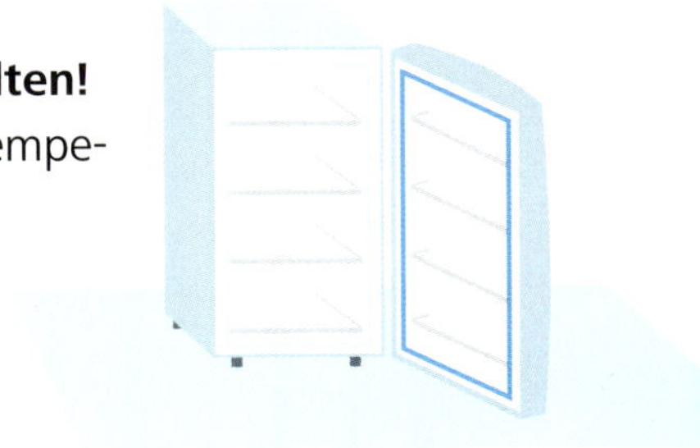

7. Kühlschrank – Keime wachsen auch im Kalten!
Manche Keime können sich auch bei niedrigen Temperaturen im Kühlschrank vermehren, und auch das Gefriergerät überleben so einige!

Tipp

- Kühlschrank nach Kältezonen richtig befüllen und besonders das Gemüsefach im Auge behalten! Innenraum, Ablagen, Türdichtungen und den Ablauf für das Tauwasser regelmäßig mit Essigwasser auswischen. Lesen Sie hierzu auch die Hinweise unter Regel 6 auf den Seiten 72 und 73.

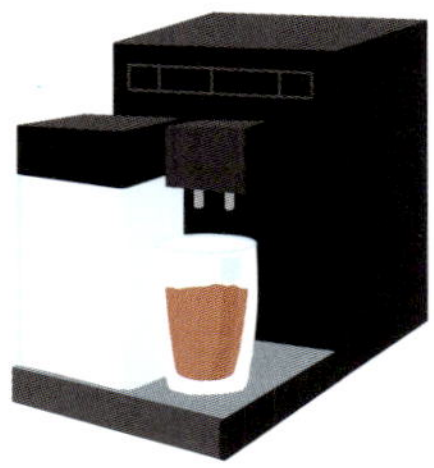

8. Kaffeemaschine – Biofilme vermeiden
Kaffeevollautomaten bedürfen regelmäßiger Pflege und Reinigung, damit sich kein Kalk ansammelt oder in Milchschlauch oder Tropfschale und anderen Teilen keine Biofilme bilden.

Tipp

- Wassertank täglich frisch befüllen. Regelmäßig geleert und gereinigt werden müssen Auffangbehälter für Kaffeesatz, Tropfschale und Milchschlauch. Entkalken Sie das Gerät bei Bedarf mit 8-prozentigem Essigessenz-Wasser. Lesen Sie hierzu auch die Hinweise unter Regel 6 auf Seite 73.

9. Spülmaschine – Sorgenkind sind Dichtungen und Abflusssieb

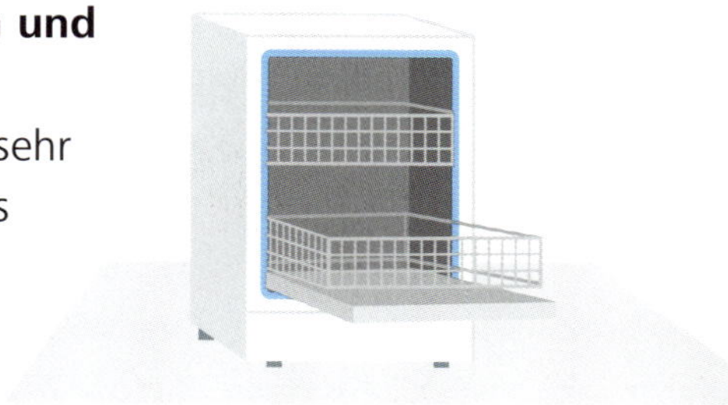

Spülmaschinen reinigen Geschirr und Küchenhelfer sehr gründlich und hygienisch. Keime können allerdings auf verschmutzten Türdichtungen wachsen und im Sumpf sammeln sich fettklebrige Speisereste an den Sieben – ein Festschmaus für Mikroorganismen!

Tipp

- Regelmäßig Türdichtungen mit 8-prozentigem Essigessenz-Wasser reinigen sowie die Siebe im Sumpf herausnehmen und gründlich mit Spülmittel und 8-prozentigem Essigessenz-Wasser-Spray reinigen, dann ist auch das Spülergebnis wieder besser! Lesen Sie hierzu auch die Hinweise unter Regel 6 auf Seite 71.

10. Waschmaschine – Dosierschublade und Gummidichtung im Blick behalten!

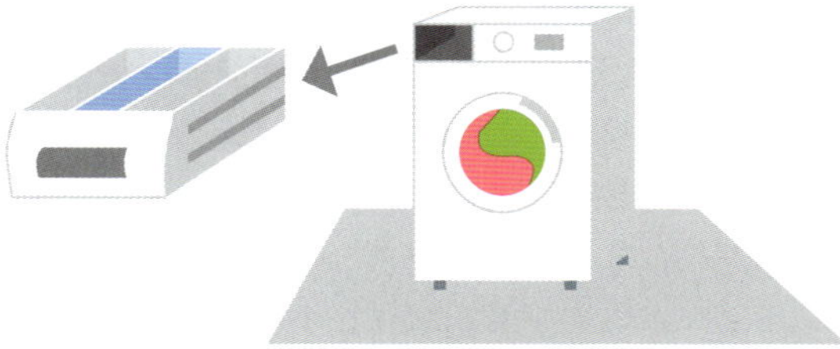

Waschmittelreste in der Einspülkammer zur Waschmitteldosierung und die Gummidichtung am Bullauge bieten einen guten Nährboden für Bakterien und Pilze.

Tipp

- Regelmäßig Einspülkammer, Schubfach und Gummidichtung der Tür reinigen.
- Dosierschublade und Gerätetür nach dem Waschgang zum Trocknen offen lassen.
- Die Zugabe von Essigessenz zum Waschgang schafft hygienische Sauberkeit bei geringen Temperaturen, reduziert den Waschmittelverbrauch, verhindert Kalkablagerungen an der Waschmaschine und spart den Weichspüler. Lesen Sie hierzu auch die Hinweise unter Regel 8 ab Seite 80.

11. WC – unter dem Spülrand ist nicht immer alles okay!
Unter dem Toilettenrand und auf WC-Steinen (übrigens völlig überflüssig) bildet sich auf Kalkablagerungen und Urinstein ein Biofilm.

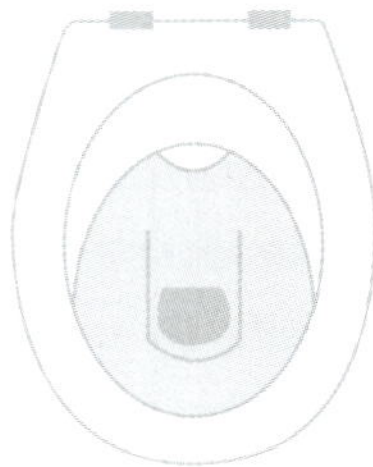

Tipp

- Regelmäßige Reinigung mit 12-prozentiger Essig-Zitronensäure-Zubereitung hält den Spülrand sauber. Lesen Sie hierzu auch die Hinweise unter Regel 7 ab Seite 77.

12. Krankenwäsche
Bei infektiösen Erkrankungen musste bisher die Wäsche bei 90 Grad Celsius mit Vollwaschmittel gewaschen werden, um eine ausreichende Hygiene zu erreichen.

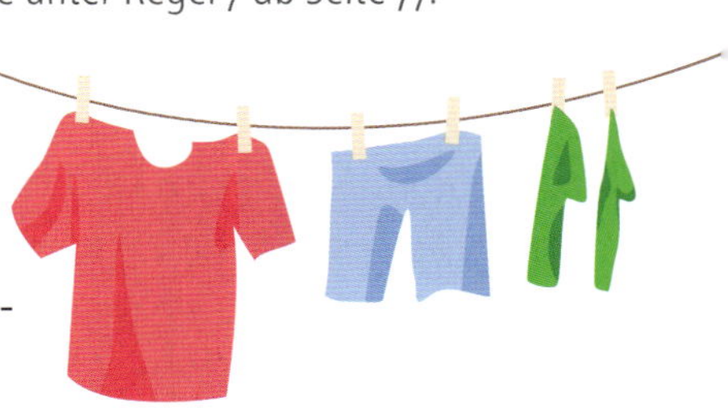

Tipp

- Die Zugabe von einer Tasse Essigessenz in den Waschgang ermöglicht eine Temperaturreduzierung auf 60 Grad Celsius bei gleicher Hygieneleistung.
- Die Waschmitteldosierung sinkt auf die Menge für weiches Wasser.

Rezepturen zur Zubereitung von Natur-Hygiene-Hausmitteln

Wir Menschen sind von Natur aus gerüstet, um mit Schmutz und Mikroben zurechtzukommen und trotzdem meist gesund zu bleiben. Wie unser Organismus sich vor Keimen schützt, haben Sie bereits in den ersten Kapiteln kennengelernt: Säureschutzmantel der Haut, Magensäure, Mikrobiom, Immunsystem etc.

Dennoch möchten wir es in unserem Zuhause gerne sauber und manchmal auch hygienisch sauber haben. Und wie einige Regeln und Hotspots gezeigt haben, ist in speziellen Fällen auch Desinfektion notwendig!

In diesem Kapitel finden Sie Rezepturen zur Herstellung der bisher genannten Reiniger:

- Universalreiniger mit 2-prozentigem Essig- oder Natronwasser, bei Fettverschmutzungen auch mit Tensidzugabe durch Spülmittel.
- Hygienereiniger auf Basis von 8-prozentiger Essig- oder Zitronenessenz für hygienische Sauberkeit.
- Desinfektion mit 12-prozentiger Essig-Zitronensäure-Zubereitung für Hygiene-Hotspots und zum Schutz von Personen der KASI-Gruppe.

Die Mittel und Maßnahmen der Natur-Hygiene im Haushalt sind:

1. **Mechanische Reinigung** durch Besen, Wisch- oder Mikrofaser-Tücher, Schrubber oder Staubsauber.
2. **Temperatur.** Im Kühl- oder Gefrierschrank wird das Mikrobenwachstum bei niedriger Temperatur deutlich vermindert oder eingestellt. Durch Kochen, Braten und Grillen und so weiter werden Mikroben wirksam abgetötet. Dazu muss das Lebensmittel aber mindestens drei Minuten über 70 Grad Celsius erhitzt werden.
3. **Lebensmittel-Basen.** Besonders das vom Backen bekannte Natron ist ein lange bekanntes und gut verträgliches Hausmittel. Eine hygienische oder desinfizierende Wirkung ausgewählter Natronkonzentrationen ist allerdings noch nicht ausreichend untersucht worden. Natron wird seit Jahren zum Waschen von Obst und Gemüse empfohlen, um Pestizidrückstände zu entfernen. Studien zeigen eine gute Wirkung bei dieser Anwendung bei einer Einwirkzeit von 15 Minuten.
4. **Lebensmittel-Säuren.** Ganz neue Studien zeigen, dass Essigsäure schon bei einem geringen Säuregehalt sehr gute Hygieneleistung und als Essig-Zitronensäure-Zubereitung eine desinfizierende Wirkung erbringt oder erbringen kann (siehe Seite 49).

Exkurs: Die Bedeutung von Essig in der Geschichte

Eine aktuelle Doktorarbeit zur Kulturgeschichte des Essigs legt dar, dass Essig seit mehr als 6000 Jahren für die verschiedensten Anwendungen genutzt wird. Seit der Antike ist Essig ein geschätztes Heil- und Arzneimittel. Schon im 1. Jahrhundert empfahl der Grieche Pedanios Dioskurides, bekanntester Arzt in der Antike, Essig gegen Entzündungen zu verwenden. Auch in der mittelalterlichen Klostermedizin, zum Beispiel im Lorscher Arzneibuch, wurde Essig zur Wundbehandlung empfohlen. In der Zeit der Pest des 14. Jahrhunderts nutzte man Essig mit intensiven Düften: Hände und Gesicht wurden mit Essig gewaschen und essiggetränkte Schwämme vor die Nase gehalten, um sich vor der Pest zu schützen. Während der Pest in Marseille kam der »Vier-Räuber-Essig« zu einer europäischen Berühmtheit: Vier Räuber raubten die Häuser von Pestkranken aus, ohne selbst zu erkranken, da sie sich mit Essigmasken schützten und nach den Raubzügen mit Essigwasser abgewaschen haben. Im Laufe des 19. Jahrhunderts wurde in der Pharmazie Essig zunehmend durch Essigsäure ersetzt, etwa im *Pharmacopoea Germanica*. Acetum aromaticum, aromatisierter Essig, blieb noch bis zum Ergänzungsband zum *Deutschen Arzneibuch* 1953 offiziell ein Arzneimittelwirkstoff. Danach geriet die Verwendung von Essigsäure zur Desinfektion in Vergessenheit.

Aktuelle Wissenschaftliche Erkenntnisse zu Essig- und Zitronensäure

Nicht nur historische Quellen belegen die Hygienewirkung von Essigen, sondern auch ganz aktuelle Forschungen, wie sie am Institut für Life Sciences der Hochschule Rhein-Waal unter Leitung von Prof. Dr. Bockmühl erarbeitet wurden. Die wissenschaftlichen Ergebnisse zeigen eine stark desinfizierende Wirkung einer 12-prozentigen Essig-Zitronensäure-Zubereitung an Mikroorganismen, die in den Hygienenormen beschrieben sind. Das gilt auch für eine starke Desinfektionswirkung auf behüllte Viren, zu denen auch Influenza- und Coronaviren gehören. Darüber hinaus wurde ein desinfizierender Effekt auch für die Wäschehygiene nachgewiesen.

Durch die Erfindung der Schnellessigherstellung Anfang des 19. Jahrhunderts wurde Essig zu einem sehr preisgünstigen Lebensmittel. Zur Reinigung wird üblicherweise klarer Tafelessig oder Essigessenz verwendet, die im unteren Preis-

segment der Essige zu finden sind. Hygienische Reinigungsmittel und nun auch Desinfektionsmittel lassen sich ganz einfach selbst herstellen. Diese gibt es mittlerweile auch als fertige Essigsprays in Lebensmittelgeschäften und Drogeriemärkten preisgünstig zu erwerben.
An dieser Stelle sei noch einmal auf die Tabellen »Umweltfreundliche Hausmittel und ihre Anwendungsmöglichkeiten« auf den Seiten 45 und 48 verwiesen.

Reinigungsmittel für Natur-Hygiene

Essig-Universalreiniger

2-prozentiges Essigwasser für Sauberkeit mit Keimreduzierung
Dieser Essig-Universalreiniger lässt sich fast überall im gesamten Haushalt anwenden. Seine Reinigungskraft liegt in der Essigsäure, die den Schmutz, der oft in Kalkablagerungen versteckt ist, löst und durch das Wischwasser entfernt. Bei fetthaltigem Schmutz können Sie ein neutrales Spülmittel auf Zuckertensid-Basis (1 Milliliter auf 1 Liter) dazugeben. Bitte nicht auf kalkhaltigen Oberflächen wie Marmor anwenden. Auf Naturstein verwenden Sie besser nur Spülmittel oder eine Mischung mit Natron für eine verbesserte Reinigungswirkung (siehe das Rezept für den Natron-Reiniger auf der nächsten Seite).

Zutaten

- 1 l Wasser
- 80 ml Essigessenz oder Zitronensäure (entspricht einer 2/3 Kaffeetasse)
- etwas Spülmittel auf Zuckertensid-Basis bei fetthaltigen Verschmutzungen
- 1 kleiner Putzeimer

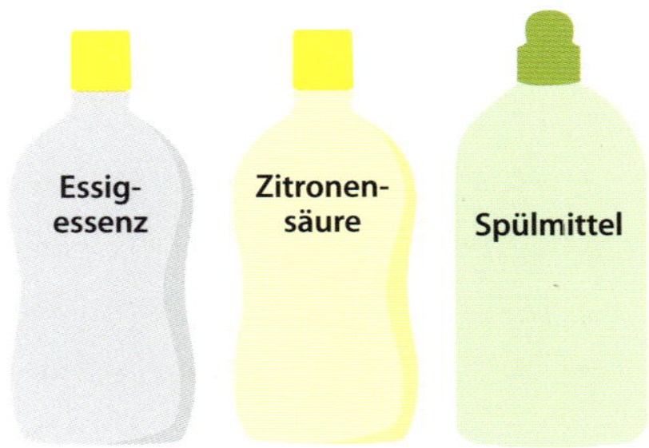

Zubereitung
Geben Sie alle Zutaten in den Eimer. Sie können den Essig-Universalreiniger auch in einer leeren Sprühflasche anmischen. Diese Sprühflaschen haben oft 500 Mil-

liliter Inhalt. Füllen Sie dann 40 Milliliter Essigessenz (entspricht etwa 3 Esslöffeln) in die Flasche, geben Sie gegebenenfalls 1 Spritzer Spülmittel hinzu, füllen Sie das Ganze mit sauberem Wasser auf und schütteln Sie kurz zum gleichmäßigen Vermischen.
Sprühen Sie diese Lösung auf die zu reinigenden Flächen oder den Wischlappen auf und trocknen Sie anschließend mit einem sauberen Tuch.

Natron-Universalreiniger

Natronwasser für Sauberkeit nicht nur auf Marmor und Naturstein

Speise-Natron ist ebenso wie Essig ein Lebensmittel und ein seit Jahrzehnten geschätztes Hausmittel. Natronwasser ist nachweislich geeignet, um innerhalb von 15 Minuten Einwirkzeit Pestizide von Obst und Gemüse zu entfernen.
Eine Reinigung mit Natron liegt wie die meisten konventionellen Reiniger im alkalischen Bereich, wirkt also auf andere Weise als die hier vorgestellten Lebensmittelsäuren. Sie finden hier ein weitverbreitetes Rezept für einen Natron-Universalreiniger. Bei Bedarf können Sie die Mischung durch einen Spritzer neutrales Spülmittel zu einer effektiven Fettentfernung verstärken.

Zutaten für 1 Liter Reiniger

- 4 TL Natron
- 1 l Wasser
- 1 Putzschüssel

Zubereitung

Verrühren Sie das Natronpulver mit einem Schneebesen im Wasser, bis sich das Pulver gelöst hat. Praktisch ist es, wenn Sie den Reiniger in eine Sprühflasche füllen. Vor dem Gebrauch die Flasche kurz schütteln.
Sie können aus Natron und wenig Wasser auch eine Paste als Scheuermittel für hartnäckige Verschmutzungen selbst herstellen!

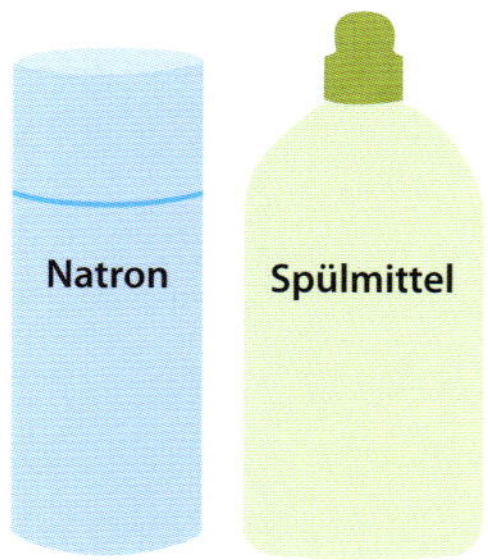

Essig-Universal-Hygienereiniger

8-prozentiges Essigessenz-Wasser für hygienische Sauberkeit

Dieser Essig-Universal-Hygienereiniger ist speziell für die Hygiene-Hotspots im Haus entwickelt worden. Am besten mischen Sie ihn in einer Reiniger- oder einer Sprühflasche an und verwenden den Reiniger gezielt auf den zu reinigenden Flächen. Seine Hygienekraft liegt in der Essigsäure, die auch Kalkablagerungen und hartnäckige Verschmutzungen auflöst und so Mikroorganismen wirksam entfernt.

Wer keinen Essigduft mag, kann diesen Reiniger alternativ auch mit Zitronensäure anmischen, muss dann aber gut nachwischen, um Schlierenbildung zu vermeiden.

Zutaten für 750-ml-Flasche

- 250 ml Essigessenz oder Zitronensäure
- 500 ml Wasser
- optional: 1 kräftiger Spritzer Spülmittel auf Zuckertensid-Basis

Zutaten für 500-ml-Flasche

- 170 ml Essigessenz oder Zitronensäure
- 330 ml Wasser
- optional: 1 Spritzer Spülmittel auf Zuckertensid-Basis

Zubereitung

Essigessenz oder Zitronensäure in eine (Sprüh-)Flasche geben, mit Wasser auffüllen. Bei fetthaltigem Schmutz können Sie ein neutrales Spülmittel auf Zuckertensid-Basis dazugeben, beachten Sie die entsprechende Dosierungsempfehlung. Bitte nicht auf kalkhaltigen Oberflächen wie Marmor anwenden.

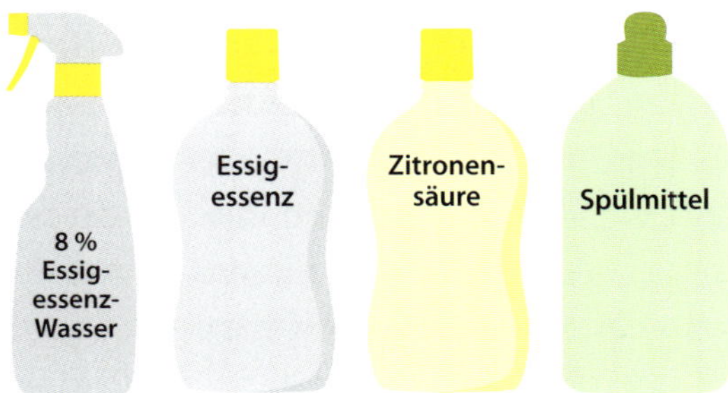

Desinfektionsmittel auf Basis von Lebensmittelsäuren

12-prozentige Essig-Zitronensäure-Zubereitung

Dieses auf Lebensmittelsäuren basierende Desinfektionsmittel ist nur dort notwendig, wo Sie eine echte Keimbelastung erwarten oder wenn schutzbedürftige Personen im Haushalt leben, die eine besondere Hygiene benötigen, um gesund zu bleiben. Das Hygienemittel kann auf allen Oberflächen (außer Marmor) und auch auf Händen angewendet werden. Dermatologische Tests haben für diese Zubereitung eine sehr gute Hautverträglichkeit festgestellt. Der Säureschutzmantel der Haut und die Säure der Essig-Zitronensäure-Zubereitung harmonieren gut verträglich miteinander.

Zutaten für 750-ml-Flasche

- 300 ml Essigessenz 25 %
- 75 ml Zitronensäure 20 %
- 375 ml Wasser
- optional: 1 kräftiger Spritzer Spülmittel auf Zuckertensid-Basis

- **Zutaten für 500-ml-Flasche**
- 200 ml Essigessenz 25 %
- 50 ml Zitronensäure 20 %
- 250 ml Wasser
- optional: 1 Spritzer Spülmittel auf Zuckertensid-Basis

Zubereitung

Essigessenz und Zitronensäure in eine Sprühflasche geben und mit Wasser auffüllen.

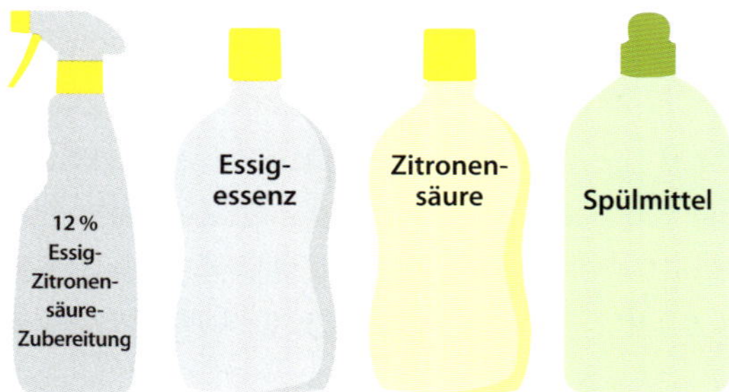

Das Besondere und Neue an diesem Desinfektionsmittel ist, dass es auch auf Oberflächen angewendet werden kann, die mit Lebensmitteln in Kontakt kommen. So kann diese Essig-Zitronensäure-Zubereitung so-

gar direkt auf Früchte oder Salat aufgesprüht werden, um Pestizide und Keime innerhalb von drei bis fünf Minuten Einwirkzeit zu entfernen. Danach werden die Lebensmittelsäuren zur Geschmacksneutralisation kurz mit Wasser abgespült, können aber auch mit verzehrt werden!
In Grippezeiten oder bei Haushaltsmitgliedern mit ansteckenden Erkrankungen ist diese Mischung auch für Geländer, Türgriffe, Lichtschalter sowie ähnliche Gegenstände und Oberflächen geeignet.
Bei fetthaltigem Schmutz können Sie ein neutrales Spülmittel auf Zuckertensid-Basis dazugeben, beachten Sie die entsprechende Dosierungsempfehlung. Bitte nicht auf kalkhaltigen Oberflächen wie Marmor anwenden.

Desinfizierendes Reisespray

12-prozentige Essig-Zitronensäure Zubereitung

Dieses Desinfektionsmittel ist ideal für die Reise und universell einsetzbar, denn es ist ein Lebensmittel mit Desinfektionswirkungen: Sie können Bakterien, Viren oder Pestizide von Lebensmitteln entfernen, Oberflächen hygienisch behandeln oder Ihre Hände desinfizieren. Der Essiggeruch verfliegt rasch und die Hautverträglichkeit ist dermatologisch getestet.

Füllen Sie 100 Milliliter in eine Handdesinfektionsflasche mit Sprühkopf. Kleine Sprühflaschen gibt es beispielsweise in Drogeriemärkten leer zu kaufen.

Zutaten für eine 100-ml-Flasche

- 40 ml Essigessenz 25 %
- 10 ml Zitronensäure 20 %
- 50 ml Wasser

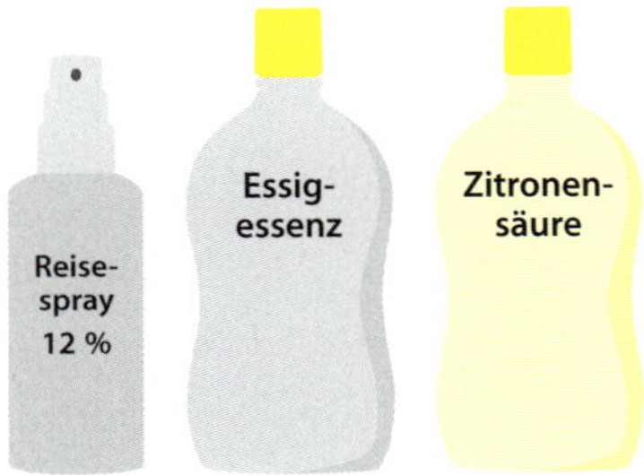

Zubereitung

Geben Sie Essigessenz und Zitronensäure in die Flasche und füllen Sie mit dem Wasser auf. So einfach geht Natur-Hygiene to go!

AUSBLICK: DIE ZUKUNFT DER NATUR-HYGIENE

Dieser Ratgeber möchte zu einem angemessenen Umgang mit Mikroorganismen anregen. Gezielte und natürlich wirksame Beseitigung von Krankheitserregern ist erwünscht, aber die überlebenswichtigen Mikroben, wie sie sich auf der Haut oder im Darm befinden, sollen gleichzeitig geschützt und gefördert werden.

Ob Mensch, Tier oder Pflanze, wir alle leben in einer Welt aus Mikroorganismen. Und wir nehmen sie durch Atmen, Essen, Berühren ständig in unseren Körper auf. Wir wissen heute zumindest so viel, dass ein Zuviel an Sauberkeit und Hygiene unsere Umwelt und unsere Gesundheit nicht verbessert, sondern oft aggressiven und bösen Keimen Raum gibt, sich zu entfalten. Nirgends wird Hygiene so großgeschrieben und wird so viel Hygiene angewendet wie im Krankenhaus. Und trotzdem ist dort das Infektionsrisiko gerade mit multiresistenten Keimen besonders hoch.

Das Leben mit Mikroorganismen ist komplex und viele Fragen sind noch nicht hinreichend beantwortet. Die frühere Sicht, dass wir uns durch Desinfizieren von Räumen und ein Abschotten von der Außenwelt vor Mikroorganismen generell »schützen« sollten, ist aus heutiger Sicht betrachtet falsch. Eine zu sorglose Sicht auf die Mikroben verkennt allerdings, dass etwa 1 Prozent von ihnen Krankheiten und sogar Epidemien auslösen können und sie gezielt und angemessen bekämpft werden müssen.

Moderne Mikrobiologen zeigen beide Welten auf und erforschen die positiven Aspekte unserer ständigen und lebenswichtigen Begleiter. So schlägt etwa Dr. Jack Gilbert ein gezieltes »Aussäen« von nützlichen Mikroben in Gebäuden, Büros, Krankenstationen und so weiter vor. In Neubauten sollten spezielle Mikroorganismen ausgebracht werden, um ein gesundes Mikrobenklima im Haus zu schaffen. Die Wissenschaftler fordern viel frische Luft in unseren Räumen, Lüftungssysteme, die die Luft durch eine Wand aus Pflanzen ansaugen, damit eine überwältigende Mehrheit von guten und neutralen Mikroben den Raum besetzen und Krankheitserreger ferngehalten werden. Auf Neugeborenenstationen im Krankenhaus sollten Babys einem reichhaltigen mikrobiologischen Ökosystem ausgesetzt werden, damit sich die Kinder gesund entwickeln.

Kosmetikfirmen entwickeln Hautpflegeprodukte mit probiotischen Kulturen oder Milchsäurebakterien-Extrakt, um die Hautpflege zu verbessern. Sie sollen das bakterielle Ökosystem der Haut beziehungsweise die Hautbarriere stärken und die Hautregeneration fördern.

Hersteller von Reinigungsmitteln bieten erste biologische Reinigungsmittel an, die Mikroorganismen beim Reinigen auf die Oberfläche aufbringen, diese so länger sauber halten und das Wachstum schädlicher Keime deutlich senken sollen.

Leider finden wir in unseren Supermärkten nur wenige unpasteurisierte und gering verarbeitete Lebensmittel wie rohes Sauerkraut und ähnlich wertvolle Nahrungsmittel. Und doch wären diese so wichtig, um unseren Darm mit guten Mikroben zu versorgen und unsere Gesundheit und unser Immunsystem zu stärken.

Die Wissenschaft hat sich lange nur mit den negativen Seiten der Mikroorganismen beschäftigt und viel zu wenig Aufmerksamkeit und Forschungsaufwand auf deren gesundheitsfördernde Effekte gelegt. Wir können heute nur ansatzweise erkennen, zu welchen positiven Wirkungen auf Umwelt und Ernährung Mikroorganismen in der Lage sind. Die Mikrobiologie ist eine jüngere Wissenschaft, die uns erst seit wenigen Jahrzehnten einen genaueren Blick in die Wunderwelt der Mikroorganismen ermöglicht.

Anhang

Das Mikrobiom – die Gesamtheit aller mikrobiellen Mitbewohner auf Haut, Schleimhäuten und im Darm

Jeder Mensch hat ein individuelles Mikrobiom, so einzigartig wie sein Fingerabdruck. Eine hohe Vielfältigkeit an unterschiedlichen und schützenden Mikroben gilt als Merkmal einer gesunden Darmbesiedlung. Dennoch sind immer auch Bakterien im und auf dem Körper, die weniger günstig sind – sie machen aber nur unter bestimmten Bedingungen krank. Dies sind beispielsweise Clostridioides (früher Clostridien genannt), Streptokokken und Escherichia coli. Sie sind in der zweiten Tabelle mit der Übersicht häufiger Krankheitserreger beschrieben.

Beispiel für gute Darmbakterien	... und ihre Aufgaben
Laktobazillen gehören zur Gattung der **Milchsäurebakterien**, unter diesen zum Stamm Firmicutes. Einige Laktobazillen-Arten: Lactobacillus reuteri, L. acidophilus, L. casei, L. paracasei, L. helveticus. 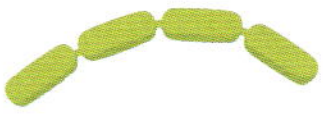	In Lebensmitteln setzen Milchsäurebakterien Kohlenhydrate zu Milchsäure um und säuern damit das Lebensmittel an. Durch dieses Absenken des pH-Wertes werden die Lebensmittel haltbarer (zum Beispiel Sauerkraut, Joghurt). Im menschlichen Mikrobiom kommen Laktobazillen vor allem im Dünndarm und in der Vaginalschleimhaut vor. Im Darm fördern sie eine gesunde Verdauung, stimulieren das Immunsystem und halten generell krank machende Keime fern.
Bifidobakterien, gehören zur Gattung der Actinobakterien, stellen aber auch Milchsäure her. 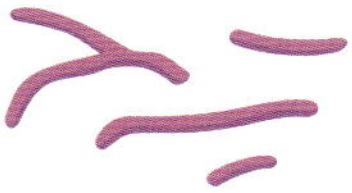 Bifidobakterien-Arten sind beispielsweise Bifidobacterium bifidum und B. breve.	Nützliche und häufigste Darmbakterien, die schädliche Keime wie Fäulnisbakterien, Salmonellen und so weiter in Schach halten. Sie stärken das Immunsystem, indem sie das Wachstum von Immunzellen und die Produktion von Antikörpern bewirken. Außerdem unterstützen sie andere förderliche Mikroben im Verdauungstrakt.

Übersicht häufiger Krankheitserreger auf Lebensmitteln

Mittlerweile sind rund eine Million Arten von Mikroorganismen identifiziert, aber nur unter 1 Prozent sind bisher als Krankheiten auslösende Keime bekannt. Diese sind jedoch die Ursache für ein Drittel aller Todesfälle auf der Erde!

Folgende Tabelle zeigt einige der bei uns häufiger vorkommenden Keime, die Krankheiten auslösen.

Keimart	Vorkommen	Auswirkung	Wie vermeiden?
		Bakterien	
Campylobacter Häufigster Verursacher von Lebensmittelinfektionen mit 62 000 Krankheitsfällen im Jahr 2019 (RKI).	Bakterien im Darm von Tieren, besonders in Geflügel; können bei der Schlachtung auf das Fleisch übertragen werden. Auch in Rohmilchprodukten. Über Düngung oder verunreinigtes Wasser auch auf bodennah wachsenden Salaten etc.	Akute Durchfallerkrankung mit Bauchschmerzen und -krämpfen, Fieber, Müdigkeit. Selten entzündliche Nervenerkrankung mit Lähmung (Guillain-Barré-Syndrom) und Gelenkentzündungen.	Lebensmittel und Rohmilchprodukte drei Minuten auf mindestens 70 Grad Celsius Kerntemperatur erhitzen. Hygienisches Waschen* von bodennah wachsenden Nahrungsmitteln wie Salaten, Zucchini etc. KASI-Personen sollten auf Rohmilch, -produkte und nicht ausreichend durchgegartes Fleisch, Carpacchio etc. verzichten.
Salmonellen 2019 wurden 13 700 Krankheitsfälle gemeldet (RKI). Der Keim überlebt auch Gefriertemperaturen!	Bakterien aus Schweine-, Hühnerdärmen. Auf Geflügel, Fleisch, Eierschalen, in rohen Eierspeisen. Über verunreinigtes Gießwasser oder Gülle gelangen sie auch auf pflanzliche Lebensmittel wie Sprossen, Salat, Blattgemüse etc.	Bauchschmerzen, Durchfall, Übelkeit, Erbrechen und Fieber. Sehr schwere Verläufe bei älteren Menschen und Kindern. Keime werden von Erkrankten noch Wochen nach Besserung der Symptome ausgeschieden. 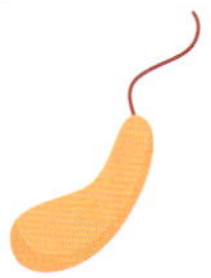	Hygienisches Waschen* von Salaten, Sprossen, Blattgemüse. Hygienischer Umgang mit Fleisch und Eiern, Kühlung auch bei Transport. Speisen durcherhitzen. Keinen rohen, eihaltigen Teig naschen. Für Speisen mit Rohei nur ganz frische, unbeschädigte Eier verwenden, gut kühlen und innerhalb von 24 Stunden aufbrauchen, dies gilt auch für mit Mayonnaise zubereitete Speisen. Gefrorenes abgedeckt im Kühlschrank auftauen, abgetropftes Tauwasser direkt in den Ausguss gießen und sehr heiß nachspülen. Alle Küchenutensilien mit Essig- und Zitronensäure hygienisch reinigen. Zu Ostern keine Eier mit dem Mund auspusten!
Escherichia coli Es gibt krankheitserregende und nicht krankheitserregende Stämme.	Bakterien im Verdauungstrakt von Säugetieren und Menschen. Bei der Schlachtung gelangen Keime auf Fleisch und in daraus hergestellte Produkte.	Klassischer Erreger von Durchfall, Harnwegs- und Wundinfekten. Gefährdet sind besonders Kinder, Ältere, Immungeschwächte. 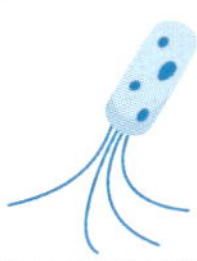	Durchgaren von Speisen, hygienisches Waschen* von Obst und Gemüse, das roh oder ungeschält verzehrt werden soll.

Keimart	Vorkommen	Auswirkung	Wie vermeiden?
		Bakterien	
Fortsetzung Escherichia coli Untergruppe **EHEC**-Erreger bilden Giftstoffe. 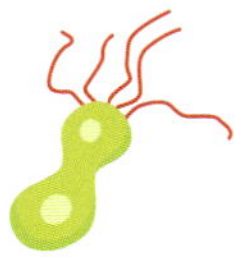	Zum Infektionsausbruch reichen schon 100 aufgenommene EHEC-Keime aus, zum Beispiel aus Tatar, Rohmilch, -produkten, nicht durcherhitztem Fleisch. Durch kontaminiertes Gießwasser auch auf pflanzlichen Lebensmitteln wie Sprossen etc.	EHEC-Gifte lösen schwere, blutige Durchfälle, oft mit Bauchkrämpfen, Übelkeit, Erbrechen und Fieber, aus, mit lebensbedrohlichen Komplikationen bei KASIs.	Hygienischer Umgang mit tierischen Lebensmitteln. Hygienisches Waschen* von Salat, Sprossen, Beeren etc. EHEC-Erreger überstehen Minusgrade, werden aber durch Kochen abgetötet. Keinen rohen Teig naschen. Risikopersonen verzehren TK-Beeren nur erhitzt (Rote Grütze).
Clostridioides (früher Clostridien) wie Clostridium difficile und weitere Spezies Sehr widerstandsfähig, Sporen sind hitzeunempfindlich (auch über 100 °C) und überleben auf Oberflächen mehrere Monate lang.	Weltweites Vorkommen im Boden, Oberflächenwasser sowie im Darm von Mensch und Tier. Bakterien werden mit dem Stuhl ausgeschieden. Übertragung durch Schmierinfektion durch winzige Stuhlreste an den Händen: fäkal-oraler Infektionsweg und über Toiletten, Türklinken, Griffe, Geländer, Speisen etc.	Eine Infektion tritt häufig nach einer Antibiotikatherapie auf. Bakterien bilden Toxine (Gifte) und lösen damit Darmentzündungen mit wässrigem Durchfall, Bauchschmerzen, Fieber aus. Clostridium botulinum in Lebensmittelkonserven. Tetanus durch Clostridium tetani.	Hygienischer Umgang* mit Lebensmitteln. Konsequente Basis- und Flächenhygiene um erkrankte Personen. Generell richtiges Händewaschen beziehungsweise Händehygiene (siehe unter Regel 2 ab Seite 35). Keine Lebensmittel aus bombierten Dosen verzehren! Tetanusimpfung!
Listerien Sehr widerstandsfähig! 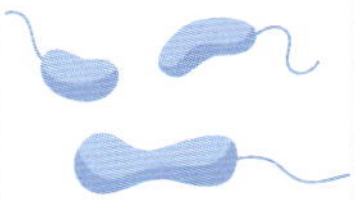	Bakterien in Rohmilch, Rohmilchprodukten, Camembert, Käse mit Rotschmierbildung, Räucherfisch, Lachs, Rohwurst. Gehen über Erde oder Brauchwasser zum Gießen auf Pflanzen wie Salat, Sprossen über. Vermehrung auch im Kalten (Kühlschrank). Auch Haustiere können Listerien ausscheiden!	Grippeähnliche Symptome mit Fieber, Muskelschmerzen oder Erbrechen und Durchfall. Bei KASIs schwerer Verlauf möglich mit Blutvergiftung oder Hirnhautentzündung, bei Schwangeren Früh- oder Totgeburten.	Allgemeine Küchenhygiene beachten! Erhitzen von tierischen Lebensmitteln wie Fleisch, Fisch, Rohmilch für mindestens drei Minuten auf mindestens 70 Grad Celsius Kerntemperatur. Schwangere verzichten auf rohe Fleisch- sowie Milcherzeugnisse und entfernen bei Käse die Rinde. Erdnah wachsende Salate, Gemüse hygienisch waschen*.

Staphylokokken (verschiedene Arten), zum Beispiel Staphylococcus aureus **MRSA** = Antibiotika-resistente Form. Bilden in Lebensmitteln hitzestabile Gifte (Enterotoxine).	Bakterien auf Haut und Schleimhaut von Menschen, hier eher unbedenklich. Im Nasen-Rachen-Sekret und in eitrigen Wunden. Übertragung durch unzureichende Hygiene, dadurch Verunreinigung von Lebensmitteln, Speisen und Gegenständen. Häufigster Übertragungsweg sind Hände und Niesen sowie Keimverschleppung über Türklinken etc.	Gefährlich erst im Körper, besonders bei geschwächtem Immunsystem: Infektion der Haut oder Schleimhäute, Entzündungen von Nasennebenhöhlen, Lunge, Wundinfektionen. Bei hohen Keimzahlen in Lebensmitteln: Übelkeit, Durchfall, Erbrechen und Kreislaufbeschwerden durch Enterotoxine der Keime.	Konsequente Basis- und Flächenhygiene um erkrankte Personen. Generell richtiges Händewaschen, gute Händehygiene (siehe unter Regel 2 ab Seite 35). Ärztliche Behandlung mit Antibiotika erforderlich. Besonders hohe Ansteckungsgefahr mit MRSA-Keimen besteht im Krankenhaus und Pflegeheim. Die Therapie ist wegen der Resistenzen schwierig geworden! 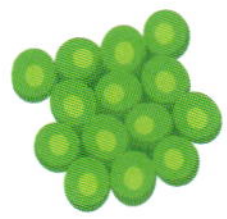
Streptokokken Manche Arten lösen Erkrankungen aus. 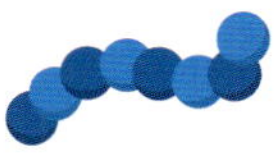	Typische Bakterien des Schleimhaut-Mikrobioms. Übertragung durch Niesen und Husten. Kann mehrere Monate auf trockenen Oberflächen überleben und infektiös bleiben.	Akute Infektion der Atemwege: Mittelohr-, Nasennebenhöhlen-, Rachen-, Lungen-, Blasen,-Mandelentzündung, Scharlach. Entzündungen von Haut, Muskeln bis hin zur Blutvergiftung.	Konsequente Basis- und Flächenhygiene um erkrankte Personen. Generell richtiges Händewaschen, gute Händehygiene (siehe unter Regel 2 ab Seite 35). Ärztliche Behandlung mit Antibiotikabehandlung erforderlich.

Viren	Vorkommen	Auswirkung	Wie vermeiden?
Coronaviren (Sars-CoV-2) 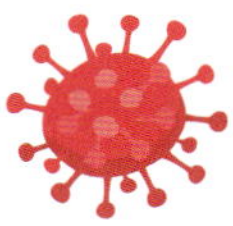	Neuartiges Virus, das 2020 zu einer weltweiten Pandemie geführt hat. Übertragung durch Tröpfcheninfektion, durch virenhaltige Atemluft – Aerosole –, Husten, Niesen und über Schmierinfektion. Durch die Hände gelangen Viren dann in Mund, Nase oder Augen.	Covid-19, leichter Verlauf mit Symptomen wie trockener Husten, Fieber, Schnupfen, Müdigkeit; seltener Halsschmerzen, Durchfall, Verlust von Geschmacks- und Geruchssinn. Schwerer Verlauf mit starker Atemnot und Intensivbehandlung im Krankenhaus. Diverse Langzeitfolgen wie Organschädigungen, Konzentrationsstörungen und auch Todesfolge.	Abstandhalten von Personen, die husten oder niesen. Maske tragen, Händedesinfektion, nicht in das Gesicht fassen, kein Händeschütteln, Menschenansammlungen meiden. Andere schützen durch Niesen oder Husten in die Armbeuge oder in ein Taschentuch, Maske tragen, zu Hause bleiben, wenn man sich krank fühlt, regelmäßiges Lüften von Räumen.

Viren	Vorkommen	Auswirkung	Wie vermeiden?
Noroviren Gehäufte Infektionen besonders im Winter. Wenige Keime reichen bereits für Ansteckung aus.	Hochansteckend. Kontakt mit erkrankten Personen über das gleiche Handtuch, Türgriffe, Geländer etc. Infektionen über alle Arten von Lebensmitteln und Speisen, die unter mangelnder Hygiene zubereitet werden.	Schwallartiges Erbrechen, Übelkeit, Bauchkrämpfe, Durchfall für etwa drei Tage. 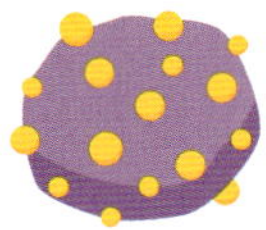	Sorgfältige persönliche Hygiene und Küchenhygiene beachten. Speisen ausreichend erhitzen, hygienisches Waschen* von Obst und Gemüse.
Rotaviren Circa 75 000 erfasste Fälle pro Jahr. 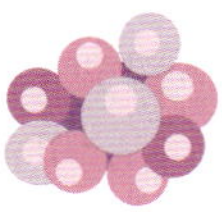	Häufigste Ursache viraler Darminfektionen bei kleinen Kindern. Infektion erfolgt durch Schmierinfektion fäkal-oral, also Erreger aus Fäkalien gelangen meist über die Hände oder Spielzeug in den Mund, aber auch durch verunreinigtes Wasser oder verunreinigte Lebensmittel.	Besonders schwer verlaufende Durchfallerkrankung mit akut wässrigem Durchfall und Erbrechen mit Fieber und Bauchschmerzen. 90 Prozent aller Fünfjährigen haben eine Infektion durchgemacht und sind dann für längere Zeit immun. Im Alter über 60 nimmt die Zahl der Erkrankungen wieder zu.	Seit Juli 2013 ist eine Impfung von Säuglingen unter sechs Monaten empfohlen. Konsequente tägliche Wischdesinfektion im Bereich patientennaher Kontaktflächen mit 12-prozentiger Essig-Zitronensäure-Zubereitung. Händehygiene ist besonders wichtig, vor allem nach dem Stuhlgang. Desinfizierendes Wäschewaschen (siehe Regel 8 ab Seite 80).
Schimmelpilze Sporen von Schimmelpilzen sind überall in der Luft und vermehren sich bei feuchten und warmen Temperaturen.	Obst, Getreide, Brot, Nüsse und Gewürze sind besonders oft befallen. 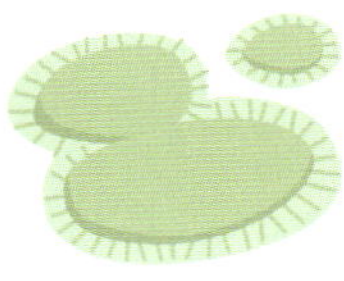	Eingeatmete Sporen, besonders von Schwarzschimmel, können Allergien auslösen. Schimmelpilze produzieren Gifte, diese Mykotoxine können Nieren und Leber schädigen und begünstigen die Entstehung von Krebs. Auslöser von Durchfall und Erbrechen.	Richtige Lagerung von Lebensmitteln (siehe die Regeln 4 und 5 ab Seite 50). Verschimmeltes wegwerfen, denn oft sind Pilzfäden im Lebensmittelinneren nicht sichtbar. Hohe Temperaturen zerstören Schimmelpilzgifte NICHT. Regelmäßig Durchzuglüften, um die Luftfeuchtigkeit der Raumluft zu regulieren (siehe unter Regel 3, Seite 46).

*Hygienisches Waschen von Obst und Gemüse mit 8-prozentigem Essigessenz-Wasser oder 12-prozentiger Essig-Zitronensäure-Zubereitung, siehe Regel 4 auf Seite 52.

Literaturempfehlungen:

- Axt-Gadermann, Michaela (2020), „Hygiene in Zeiten von Corona", Südwest Verlag
- Bockmühl, Dirk (2018), „Keim Daheim", Droemer Verlag
- Bracht, Petra und Leitzmann, Claus (2020), „Klartext Ernährung", Mosaik Verlag
- Bryson, Bill (2020), „Eine kurze Geschichte des menschlichen Körpers", Goldmann Verlag
- Chutkan, Robynne (2017), „Das Mikrobiom", Narayana Verlag
- Egert, Markus (2018), „Ein Keim kommt selten allein", Ullstein Verlag
- Enders, Giulia (2018), „Darm mit Charme", Ullstein Verlag
- Team von smarticular (2018), „Fünf Hausmittel ersetzen eine Drogerie", smarticular Verlag
- Yong, Ed (2018), „Winzige Gefährten", Verlag Antje Kunstmann

Adressen, die weiterhelfen:

- Bayerisches Landesamt für Gesundheit und Lebensmittelsicherheit, www.lgl.bayern.de
- Bayerisches Staatsministerium für Umwelt und Verbraucherschutz, www.vis.bayern.de
- Bund für Umwelt und Naturschutz Deutschland, www.bund.net
- Bundesamt für Verbraucherschutz und Lebensmittelsicherheit, www.bvl.bund.de
- Bundesinstitut für Risikobewertung, www.bfr.bund.de
- Bundeszentrale für gesundheitliche Aufklärung, www.bzga.de
- Deutsche Gesellschaft für Ernährung, www.dge.de
- Robert Koch-Institut, www.rki.de
- Umweltbundesamt, www.umweltbundesamt.de
- Hauswirtschaft.info, www.hauswirtschaft.info
- Helmholtz-Zentrum für Infektionsforschung, https://www.helmholtz-hzi.de

A

B

C

D

E

F

G

H

I

K

L

M

N

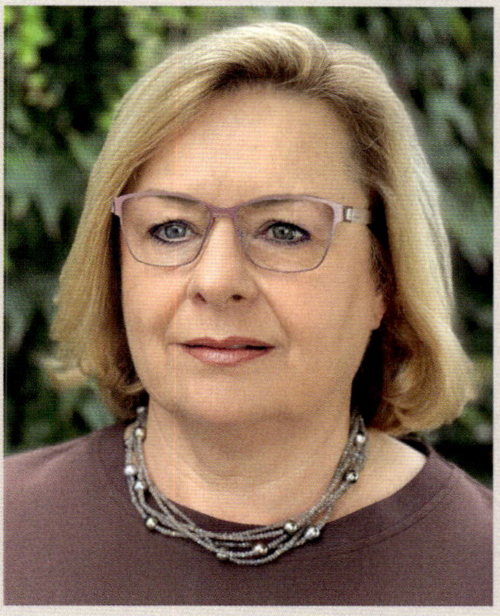

© privat

Angelika Kaluza
ist Diplom-Oecotrophologin und zertifizierte Ernährungsberaterin VDOE. Sie besitzt langjährige Erfahrung im Bereich Hauswirtschaft, Ernährung, Beratung und in der Erwachsenenbildung. Als Dozentin für Ernährung und Diätetik hat sie unter anderem an der Krankenpflegeschule der Universitätsmedizin Mainz unterrichtet. Sie ist Mitautorin von Lehrwerken für Fachschulen und berät heute Firmen in Ernährungs- und Hygienefragen.

EBENFALLS IM SÜDWEST-VERLAG ERSCHIENEN

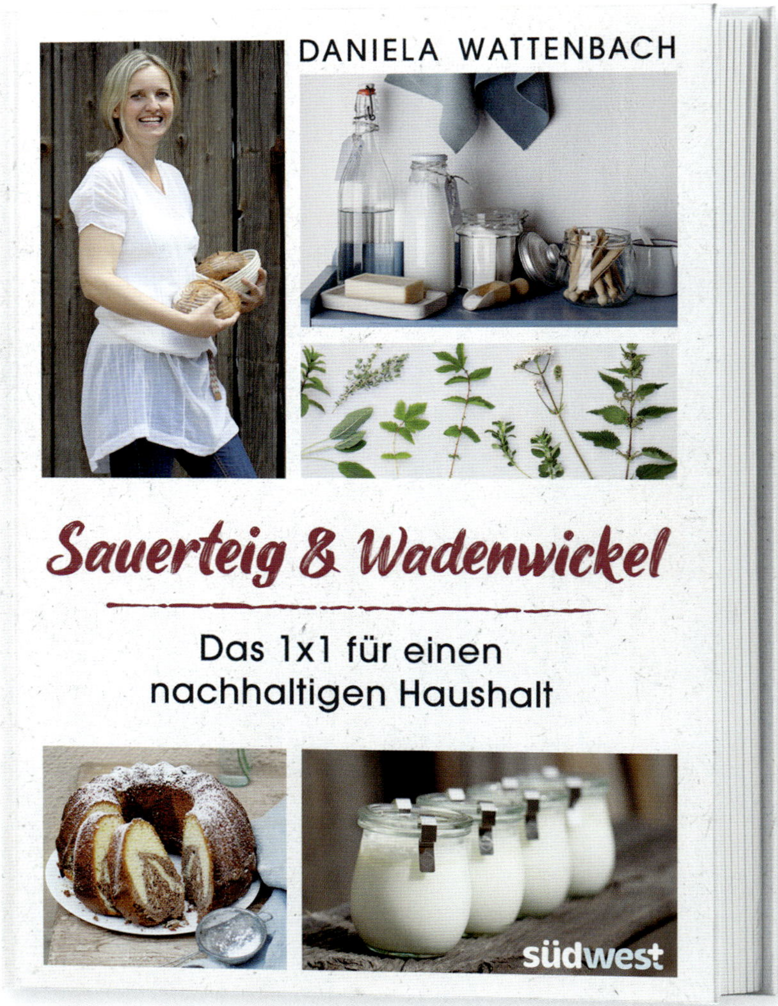

ISBN 978-3-517-09968-2 | 240 Seiten | 22,- € [D]

AB APRIL 2021 IM
SÜDWEST-VERLAG ERHÄLTLICH

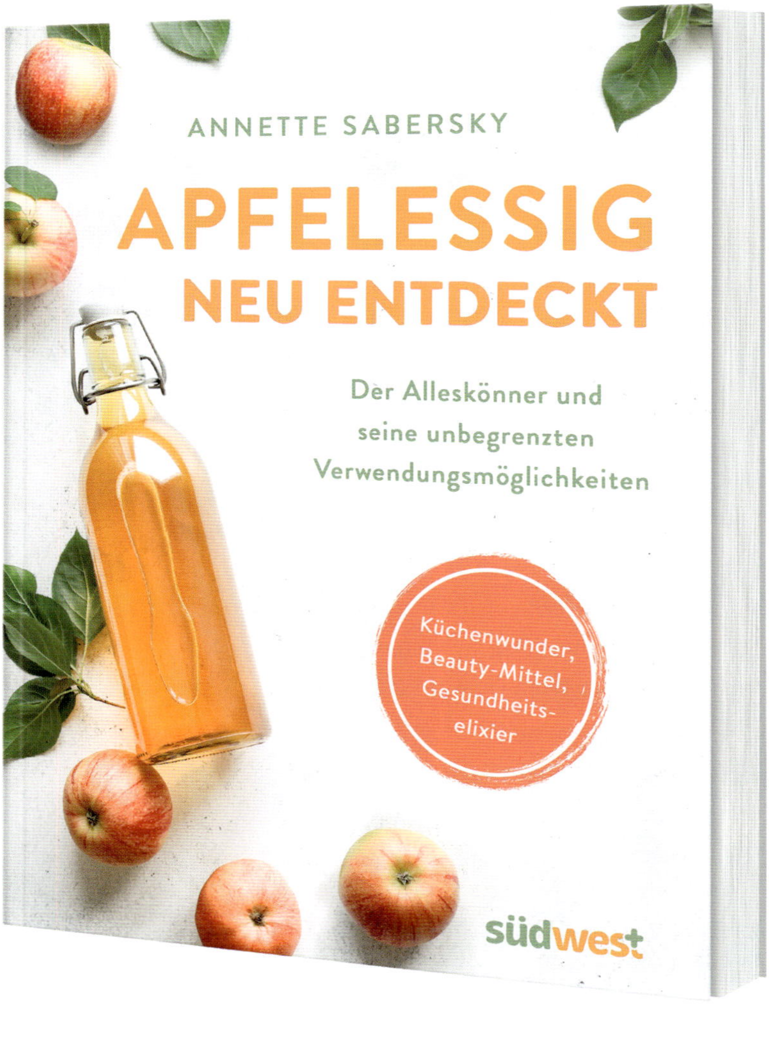

ISBN 978-3-517-09983-5 | 192 S. | 18,- € [D]

1. Auflage 2020

PROJEKTLEITUNG: Vanessa Silbermann
REDAKTION: Susanne Schneider
ILLUSTRATIONEN UND TABELLEN: Rockel Design Hamburg
COVER, LAYOUT, SATZ & DTP: JournalMedia GmbH, München, Susanne Tauber, unter Verwendung von Motiven von Rockel Design Hamburg
DRUCK UND BINDUNG: Alcione Litotipografia S.r.l., Lavis

Printed in Italy
Penguin Random House Verlagsgruppe FSC® N001967
ISBN: 978-3-517-10036-4

FSC
www.fsc.org
MIX
Papier aus verantwortungsvollen Quellen
FSC® C021956